ここは、日本でいちばん患者が訪れる

大人の発達障害診療科

公益財団法人 神経研究所理事長・
東京大学名誉教授

加藤進昌

プレジデント社

ここは、日本でいちばん患者が訪れる大人の発達障害診療科

目次

第2章

発達障害をめぐって何が起きているのか

第3章

あらためて「発達障害」とは？

第4章

発達障害を〝治す〟ということ

第5章 家族や職場の人ができること

第6章

発達障害の〝本質〟はどこにあるのか

● でこぼこのある誰もが活躍できる社会へ

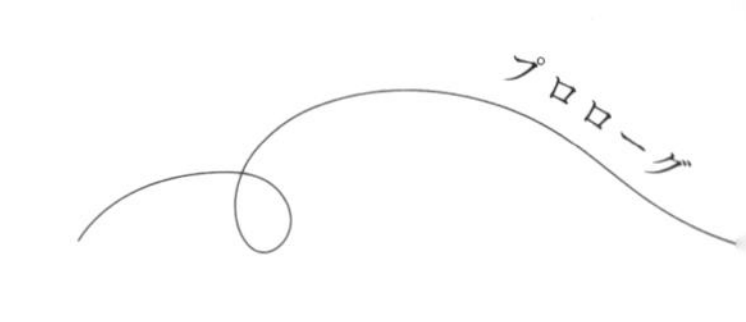

発達障害診療の15年を振り返る

大人になってから診断がつく人たち

私が、昭和大学附属烏山病院（東京都世田谷区）に、成人を対象とした発達障害専門外来を開設したのは2008年のことです。実は、それ以前から、精神科の医師として外来診療に携わりながら、発達障害のある患者さんの存在は気になっていました。

発達障害には、「ASD」と呼ばれている自閉スペクトラム症（言葉の遅れ、こだわりの強さ、対人関係の困難さを示す自閉性障害の総称）をはじめ、「ADHD」と呼ばれる注意欠如多動症（不注意や衝動性がみられる障害）、「SLD」と呼ばれる限局性学習症（知的障害はないが、読み書きや数学の学習に困難がみられる障害）などがあります。このうち、私が注目してきたのは、主にＡＳＤの患者さんで、そのなかでも特に、高機能自閉症（知的な遅れを伴わない自閉スペクトラム症）やアスペルガー症候群（自閉症の特徴をもつが、言葉の遅れがなく知的には平均以上の自閉スペクトラム症）の人たちです。本書で「ＡＳＤの人」は、この人たちを指します。

そもそも自閉症という障害は知的な遅れを伴うことが多く、発語の遅さや、親などの身近な人に対する愛着の欠如などから、乳幼児期に診断がつくのが一般的です（古典的自閉症のことで、レオ・カナーという精神科医が最初に報告したことから「カナー型」とも呼ばれる）。診断や治療に関わる診療科は、子どもを専門的に診る「児童精神科」です。診断後は、療育で支援していくことで一定の発達や成長はみられますが、定型発達の（発達障害をもたない）人たちと同じように、社会に出て自活していくことはなかなか難しい障害だといえます。

しかし、そのなかに、言葉の遅れや知的障害を伴わない人たちが少なからず存在することがわかってきました。そうした人たちの多くは、幼少期に障害に気づかれず、ほかの子どもたちと同じように学校生活を送り、就職まで行き着く場合が少なくありません。なかには高いＩＱをもっている人や、人並み外れた記憶力や数学の能力を持ち合わせている人もいて、大学時代までは成績優秀な学生として一目置かれていた、というケースもめずらしくないのです。

しかし、ひとたび社会に出て、職場や社会活動の場に身を置くと、人とうまくコミュニケーションがとれずにつまずいてしまいます。周りの人と話が噛み合わずに浮いた存在となったり、仕事で同じミスを繰り返して上司に叱られたりと、本人も予測し得なかったようなつらい場面が増えて、離職や休職に追い込まれることになります。烏山病院の精神科の外来には、そうした大人のＡＳＤの人が訪れてくることがありました。

大人のＡＳＤは、子どものときに診断がついた事例を除き、「児童精神科」で診ることができません。大人になってから気づかれた人は、成人を診る一般の「精神科」で受け入れる必要があります。しかし、長年、精神科医の間では、ＡＳＤの中核をなしている自閉症は〝子どもの病気〟と認識されてきたため、成人を診る精神科で対応できる医師は少ないのが実情です。そうしたなかで、私自身もあれこれ模索しながら、社会に出てから初めてつまずきを覚えたり、違和感に気づいたりするＡＳＤの人たちと向き合い、その問題を少しでも解消できるよう手助けをしたいと奮闘してきました。

大人のＡＳＤの人たちを診察してみると、彼らは確かに、人と円滑にコミュニケーションをとることは苦手ですが、それぞれに得意分野があり、その分野においては高い能力をもっているということに気づきます。彼らが社会で活躍する場を与えられず、その能力を十分に生かせないのは、本人にとってだけでなく、社会にとっても不幸なことではないかと感じていました。

また、彼らは総じて、非常に素直な性格の持ち主です。他人を貶めようとしたり、自分の成果を誇らしげにアピールしたりすることはありません。ありのままを率直に受け止め、思ったままのことを口にします。それがかえってトラブルのもとになったりもするのですが、本人には悪意も虚栄心もありません。それを知ったうえで接すると、実に〝憎めない〟人たちだということがわかるのです。

こんなふうに能力もあり、魅力もある人たちが、なんとか社会で活躍できるようにすることはできないか。その思いが、私が成人発達障害外来をスタートさせた大きな動機となっています。

大人になっても抱え続ける障害

ASDをはじめとする「発達障害」は、その名称から、子どもの障害と思われがちです。しかし、発達障害は〝子どものときにかかる障害〟ではありません。生まれつき、脳の一部の機能に障害があることが原因で発症するものであり、厳密には、〝子どものときから抱えている障害〟といえます。そして、残念ながら、その脳の障害そのものを薬や手術で治すことはできません。ですから、障害は大人になってもずっと抱えたままになるわけです。

発達障害が日本で広く知られるようになったのは、2000年頃です。しかし、当時は、「子どもたちのなかに、少し風変わりで、集団生活になじまない子が一定数いる」というように、発達障害は〝子どもの問題〟としてとらえられていました。教育現場で、幼稚園や学校の先生の指導が届きにくく、集団の枠から外れやすい存在であることが認識されるようになり、学級運営の難しさが露呈し始めたことで、彼らに特別な配慮や支援が必要であるという話になったのです。

発達障害のある子どものなかには、本人のつまずきや生きづらさに周りがいち早く気づいてくれ、適切な配慮や支援を受けながら周囲に受け入れられ、安定した気持ちで日々を過ごし、本人なりのペースで成長していけるようになる人もいます。

一方で、知的障害のないASDのように、学業に支障がなく、表立って大きな問題を生じさせることなく学校生活を送り通すことができるケースでは、本人の生きづらさが周囲に気づかれにくく、これといった配慮や支援もなされないまま、社会に送り出されてしまいます。そして、社会に出て初めて、学生時代には遭遇することがなかった、さまざまな障壁にぶつかることになるのです。

会社組織の複雑な上下関係を理解したり、上司や同僚から発せられる曖昧な言葉の真意を読み解いたり、大人社会の〝暗黙の了解〟を受け入れて不本意ながらも従ったり……。どれもこれも、ASDの人にとっては非常に難しいソーシャルスキルです。

しかし、社会では事実上、こうした〝技〟が使えないと生きていけません。これらのソーシャルスキルが獲得できていないASDの人たちは、社内外での人間関係につまずき、仕事上の正当な評価も得られず、休職や離職に追い込まれてしまうことになるのです。近年になり、こうした人たちの存在が明らかになるにつれ、発達障害が〝子どもの問題〟としてだけでなく、〝大人の問題〟としても認識されるようになってきました。

「自分も……」と次々やって来る〝患者〟

私が成人を対象とした発達障害専門外来を開いたタイミングは、ちょうど発達障害が大人にとっても深刻な問題であることが、社会でも認識され始めた頃でした。

しかし、この外来は大々的に告知して開設したものではありません。烏山病院のホームページに、「児童精神科で診てもらえない大人の発達障害の人で、社会に出てから人づきあいなどで困っている人がいれば、ちょっと相談しに来てみませんか」というメッセージを添えて、小さく掲示した程度です。こんなささやかな情報を見つけられる人はそう多くはいないだろうし、要件に合致する人も少数だろうと考えていました。たまに訪れる患者を、私が一人でのんびり診察していけばよいと高をくくっていたのです。

ところが、案内を出した翌週には、いきなり11人もの新患がやって来ました。予想外の〝反響ぶり〟に私も戸惑いました。その後も、「私もアスペルガー症候群ではないか？」といって次々と患者が受診に訪れました。そこで、「これは、とても医師一人では対応しきれない」と判断し、急遽診察は完全予約制に変更したのですが、その予約もあっという間に、何か月も先までいっぱいに埋まってしまう状況でした。

「これはいったい、どういうことだ？」

私自身も状況がよくつかめないなか、〝発達障害疑い〟の患者さんが間断なく訪れてきます。言葉は不適当ですが、まさに「ブレイクしている」としか言いようがない状態でした。そして、その〝ブレイク〟は、15年経ったいまもなお、続いているのです。

思い起こしてみると、当時、社会では、コミュニケーション力不足の若者や社会になじめない人と、「発達障害」を安易に結びつける風潮が広がり始めていました。メディアでも、そうした話題がたびたび取り上げられるようになり、一般の人たちの間にも「コミュ力がない人＝発達障害」といった、短絡的な理解が広がってしまいました。その結果、「障害」というネガティブな言葉を含んでいるにもかかわらず、「発達障害」が、若者受けの良いトレンディなワードになってしまったのかもしれません。そのことと、引きも切らず、発達障害専門外来を受診する人がやって来る現象とは、無縁ではないように思えるのです。

発達障害の診断率4割という事実

成人の発達障害専門外来で多数の受診者を診察するうちに、私は新たな驚きを覚えました。それは、「外来患者の半数以上が実際には発達障害ではない」という事実です。発達障害と診断できる人は全体の4割程度で、残りの人たちは明らかに発達障害ではありませんでした。

そしてそこには、ある傾向がうかがえます。たとえば、患者さん本人が「私はＡＳＤではないか？」と訴えてくる場合、大概ＡＳＤではありません。それはある意味当然だともいえるでしょう。なぜなら、本当のＡＳＤの人には、いわゆる〝病識〟（自分に病気があるという認識）がないからです。

ＡＳＤの人の場合、「自分はどこもおかしくない」と思っているけれど、家族や周囲の人が困ったり心配したりして病院に連れてくるというのが、よくあるパターンです。ですから、「会社で人とうまくコミュニケーションがとれずに悩んでいる」という自覚をもって相談してくる人は、明らかにＡＳＤではないのです。

なかには、「自分はＡＳＤに違いない」と主張し、あたかもＡＳＤと診断されたがっているかのように見える人もいます。こうした人たちの真意は測りかねますが、自分のコミュニケーション力のつたなさを、ＡＳＤの特性を根拠にして納得したいと考えているのかもしれません。医師が診察するときは、その人たちの主張する論理にのっかってしまわないよう、人間関係のつまずきの背景に、本当にＡＳＤがあるのかどうかをしっかり見極めなければならないといえるでしょう。

ただし、実際にＡＳＤではないとしても、そうした人たちが日々の生活において、コミユニケーションなどの問題を抱え、悩みや苦しみを感じていることに変わりはありません。

ですから、発達障害専門外来では、発達障害とは診断されなかった人たちについてのフォローにも十分気配りをしています。日々の生きづらさの背後に、発達障害以外のどのような問題や課題があるのか。その点を明らかにし、困難やつらさを少しでも解消するために、適切に対応してくれる専門家や窓口につなげるようにしています。

〝リハビリ〟のようなケアを実践

発達障害専門外来を受診し、問診や検査などを経て、発達障害であると診断がついた患者さんは、社会参加や生活自立のための治療を受ける必要があります。実は、発達障害の最も高いハードルは、この〝治療〟にあるのです。

発達障害の原因となっている脳機能の障害は、現在の医療では治すことができません。唯一、ＡＤＨＤについては、特有の症状を一時的に抑えることができる薬がありますが、効果は成分が保たれる一定時間に限られ、脳の働きそのものを変えることにはなりません。

しかし、有効な治療法がないからといって、社会にうまく適応できない患者さんや、それを心配し、悩んでいる家族に対して無策のままでいることは、医師としてあまりにも無責任です。根治療法がないとしても、患者さんや家族の困難を少しでも取り除き、安心して豊かな生活が送れるような方策を講じることこそが医師の務めでしょう。

もとをたどれば、私が成人の発達障害専門外来を立ち上げたのも、社会でつまずく発達障害の人たちに、もっている能力を生かして社会で活躍してほしいと思ったことがきっかけでした。ですから、発達障害と診断がついた患者さんが困難を少しずつ減らしながら、社会参加し、自らの能力を発揮して活躍していけるような支援が、なんらかの形でできないだろうかと考えたのです。

そこで思いついたのが、〝リハビリテーション〟でした。リハビリテーションは、一般的には「機能回復訓練」と訳されます。たとえば、脳梗塞で体の一部に麻痺が残ってしまった患者さんに、運動機能訓練を毎日行ってもらうと、麻痺を完全になくすことはできなくても、動かせなかった体の部位がしだいに動かせるようになっていきます。それは、訓練によって、失われた機能を、本人に残されている別の機能を活用して補うことができるようになるからです。

発達障害の患者さんも、脳の機能障害そのものをなくすことはできなくても、〝リハビリ〟

のように、訓練によって他の機能を活用することで、できなかったことができるようになり、社会への適応力を向上させられるのではないか、と考えました。それは、本来の意味の〝治療〟とは異なるかもしれません。しかし、発達障害の患者さんが社会に歩み寄ることができ、必要なソーシャルスキルを身につけて、社会で活躍できるようになるのであれば、それも、ある意味、〝治療〟といえるのではないでしょうか。

そこで、私たちは、発達障害専門外来の立ち上げと同時に、患者さんが社会生活に適応し、就労につなげられるようなケアの試みもスタートさせました。それが、デイケアやショートケアという形で実践している集団療法プログラム（グループワーク）です。

ピアサポートが奏功し、就労につながる人も

昭和大学附属烏山病院のデイケアでは、発達障害のうち、ＡＳＤとＡＤＨＤの患者さんを対象とした専門プログラムを実施しています。それぞれのプログラムは十数回から20回ほどで構成されており、回ごとに、参加者同士による悩みの共有や自己理解、感情コントロールの方法やコミュニケーションスキルの獲得などのテーマを立てて、ケアを行います。

プログラムでは、10人程度の参加者に対し、2人のスタッフがサポートにつきます。このデイケアでは、原則として個別支援ではなく、グループワークを行っていることが特徴です。つまり、カウンセラーが一人一人の患者さんと向き合って個別にケアを行うのではなく、同じ立場にある患者さん同士が、お互いの関わり合いを通して自己理解を深め、共感性を高めて、コミュニケーション力を養っていくのです。このように、同じ立場にある人（同じ障害を抱えた人）同士が支援し合う方法を「ピアサポート」(peer support) といいます。

たとえば、ASDの患者さんの場合、その特性上、自分と他者を比較したり、自分を客観的に理解したりすることが苦手です。また、周囲の人に気をつかったり、話し相手の気持ちを想像したりすることも不得手なため、ほかの人と話が噛み合わなかったり、周りの人に不快な思いをさせる言動をとってしまったりすることがあります。当人に悪気はないのですが、そうした行き違いがたびたび生じることで、人間関係が壊れたり、本人も他人と関わることが億劫になったりしてしまうのです。

こうしたつまずきの実態は、ASDではない人にはなかなか理解できません。しかし、同じASDの人同士なら、同じ特性をもち、似た経験をし、同じような気持ちを味わっているので、共感し、わかり合うことができるのです。同じ悩みやつまずきを抱える人が集まるグループのなかであれば、自分の考え方を「理解できない」とつっぱねられたり、自分の意見を否定されたりすることがなく、安心して本音をぶつけ合うことができます。そうした環境下では、思ったことを率直に述べたり、困っている仲間に助言やアドバイスを提供したりといったことも気兼ねなく行えるため、お互いを支え合うことも可能になります。そのことがピアサポートの大きなメリットだといえるでしょう。

デイケアの場で、他の仲間とコミュニケーションを重ねながら、仲間と一緒に成長する過程で、最初は「社会参加に興味がない」と言っていた人にも、「自分も社会に出て何かをしてみよう」という意識が芽生えていきます。そして、社会とつながるために必要な他者との関わり方や、他者の受け止め方などを理解しようという発想が生まれ、それらを習得することへの意欲をもち、習得から、さらに実践へと発展させられるようになるのです。

デイケアでは、就労を見据えた就労準備プログラムも行っており、就職活動に必要な知識・スキルや、就労継続のためのノウハウなども習得することができます。これらのデイケアに通い続けた結果、就労に行き着いた人や就労継続に至っている人もいます。

治療が困難といわれる発達障害において、実際に社会に出て、さまざまな活動に参加し、仕事をこなして収入を得られるようになることは、本人や家族にしてみれば、大きな〝成果〟といえるでしょう。その〝成果〟を現実に収めている事例がある、という点を踏まえれば、グループワークによるデイケアは、発達障害を抱える人たちを支援するうえでの有効な手段であると考えてよいのではないでしょうか。

将来的には、発達障害の研究が進み、診断・治療の両面において、もっと精度の高い検査法や有効な治療法が編み出されるかもしれません。しかし、それが現実のものとなっていないいまも、発達障害を抱え、困難と日々向き合っている患者さんや家族がいるのです。その人たちには、これから編み出されるであろう検査や治療は間に合いません。いますぐにでも、なんらかの支援を提供する必要があるのです。私たち医療者は、いまできることを駆使して最善を尽くすしかありません。

発達障害を抱えていることで、社会で居心地の悪さを感じている患者さんに、社会との接点や関わりを増やし、もてる能力を生かして社会で活躍していただきたい。私はその一心で、これまで発達障害の患者さんの治療に携わってきました。これからも、その思いに変わりはありません。発達障害が社会に正しく理解され、発達障害をもつ患者さんが誤解されることなく、社会の一員として受け入れられ、その能力を思う存分発揮できるよう、支援を続けていきたいと思っています。

第1章

自閉スペクトラム症

ASDの人はどんな特性をもっているか

ASDとはどのような人か

ひきこもりを経て、仕事も伴侶も得たAさん（30代・男性）

うつ病と診断されて10年間ひきこもりに

Aさんは30代後半のとき、成人発達障害専門外来で、初めてアスペルガー症候群（ASDの一種）と診断されました。

国立大学の理学部化学科に入学し、大学院まで進んだのですが、配属された研究室で徹夜を繰り返しながら実験に明け暮れる生活についていけず、中退してしまいました。その後、収入を得るために派遣会社に登録し、得意のタイピングを生かしてデータ入力の仕事を始めました。

約1年の間に4つの会社に派遣されましたが、最後に勤めた会社は職場での拘束が厳しく、緊張しながら入力作業をしなければなりませんでした。突然、残業を言い渡されることもあり、その状況に自分を合わせることがかなり負担に感じられました。常に気を張った状態で仕事を続けて2か月経った頃、Aさんはこれまでに感じたことのないような不調に襲われます。夜眠れなくなり、仕事にも身が入らなくなりました。精神科を受診したところ、「うつ病」と診断されました。医師から抗うつ薬を処方され、仕事を休み、療養に専念するよう指導されました。

しかし、医師に言われた通り、抗うつ薬を飲み続け、休養もしたのですが、症状は一向に良くなりません。しばらくすると、左腕に痛みが生じ始め、動かしづらくなっていきました。その痛みが日増しにひどくなり、やがて、ついに腕全体が麻痺して動かせなくなってしまいました。うつ病が回復すれば、また仕事を始めようと考えていたAさんは、体も思うように動かせなくなってしまったことで外出を避けるようになり、ひきこもり状態に陥ります。

その状況を見ていた母親が、ある日、書店で見つけたASDの本を読み、「息子と症状が似ている」と気づきました。そして、著者である私の診察を受けさせたいと考え、烏山病院の発達障害専門外来の予約を取り付けました。診察の結果、Aさんは〝典型的なアスペルガー症候群〟であることが判明しました。「うつ病」と診断され、ひきこもりになってからすでに10年が経過していました。

発語が遅く集団になじめなかった幼少期

母親の記憶によると、Aさんは、幼い頃から少し変わったところがありました。発語が遅く、幼稚園に入園する時期になっても、言葉らしき言葉が話せませんでした。その一方で、文字には強い興味を示し、あっという間にひらがなやカタカナを覚えることができました。言葉を話すことはできないのに、文字はスラスラ読めるという〝矛盾〟が生じていました。Aさんは、文字だけでなく、数字や記号にも異常なほど関心を示し、それらを一回見ただけで、次々と覚えてしまうほどでした。

幼稚園の保育参観に母親が行くと、ほかの子どもたちは教室で一斉に同じ活動に取り組んでいるのに、Aさん一人だけが砂場で遊んでいるということもたびたびありました。

発表会で、Aさんがステージに立ってお遊戯や合唱に参加している姿は、母親の記憶にはほとんどありません。そうした〝晴れの舞台〟でも、隣の子のじゃまをしたり、ふざけたり、先生に抱っこされたりしたわが子の姿を目の当たりにすることが常でした。

小学校のときの通知表を見ると、担任の先生から「周囲が自分の思うようにならないときに〝だだっ子〟のように振る舞うところを直しましょう」、「周りに適応する力をつけていきましょう」といったコメントが残されています。

宿題や持ち物を忘れることも日常茶飯事で、先生から注意されてばかりでした。母親は、同級生の保護者からも、「Aさんは家で甘やかされて育っている」、「親のしつけがなっていない」という目で見られていると感じていました。

小学5年生になったとき、担任が厳しい先生に変わり、Aさんが忘れ物をするたびに板の間に正座をさせられたり、トイレ掃除をさせられたりするようになりました。学期末に母親が面談の席に着くと、担任の先生から「いくら罰しても同じことを平気で繰り返すので、反省しているとは思えませんね。反抗心でわざとやっているのではないですか？」と言われました。母親は「そんなことがあるだろうか？」と不審に思いつつ、本人に確認しました。Aさんの答えは、「NO」です。

Aさんはわざと忘れ物をしたり、宿題をしなかったりしたのではありません。宿題が出されたことを家に帰ると忘れてしまう、明日の持ち物を連絡帳に書くことを忘れてしまう、連絡帳に書いたとしても、それを帰宅後、確認することを忘れてしまう、といった調子で、なんでもすぐに忘れてしまうのです。先生から注意を受けたときには自分の間違いを理解できるのですが、それを一定期間、覚えておくということができませんでした。

いじめに遭い不登校を経験

中学校に進学すると、新たな壁がAさんを待ち受けていました。それが陰湿ないじめです。Aさんは同年代のほかの子どもとは異なる面が多かったため、真っ先にいじめのターゲットとなりました。「からかったときの反応がおもしろい」という理由で、頻繁に〝いじられる〟ようになり、トラブルや衝突が増え始めました。教室にいることにどうしても耐えられなくなり、学校から脱走したこともありました。

母親は、精神的に追いつめられたAさんの様子を見て、しばらく学校を休むことを提案します。Aさんもそれを受け入れ、数か月間学校を休むことになりました。その間に、母親はAさんに心の病があるのではないかと心配し、Aさんを連れて精神科を受診しました。しかし、医師には、「原因がはっきりわからないので、しばらく様子を見ましょう」と言われました。思春期特有の心の問題であり、一過性のものだと判断され、明確な診断はつきませんでした。

　中学時代の人間関係に苦しんだAさんは、その関係性をリセットするため、地元から離れた全寮制の高校に進学します。一般的な高校とは異なり、受験勉強はせず、農作業などに親しみながら人間形成を目ざす理念を掲げている学校でした。生徒数も少なく、のんびりした環境で過ごすことができたAさんは、この3年間を「自分にとっての〝黄金時代〟」と振り返っています。

　Aさんは幼い頃から絶対音感があり、音楽的な才能に恵まれていました。この高校で、Aさんは作曲に勤しみ、その才能が認められて、卒業の際には生徒全員でAさんが作った曲を演奏してくれました。それは、Aさんにとっても母親にとっても、忘れがたい思い出となっています。自分が作った曲を聴きながら、Aさんは人生で初めて、誇らしい気持ちになり、達成感を覚え、自信を得ることができました。

社会で必要なスキルが不足していた

　高校在学中に受験勉強はほとんどしなかったAさんですが、もともと学力が高かったため、希望の国立大学の入試をみごとパスします。しかし、Aさんは、暗記力を発揮して知識を詰め込むタイプの勉強は得意でしたが、自ら考えて答えを探し出さなければならない大学での研究にはなじみませんでした。

研究分野で思うような成果が上げられないだけでなく、研究室の仲間とコミュニケーションをとったり、飲み会の幹事をやったりといった役割も求められるなかで、Aさんは大きなストレスを抱えるようになります。他人と円滑なコミュニケーションをとることが苦手なAさんには、そうした役割が精神的な負担となり、しだいに大学に足が向かなくなり、休学へと追い込まれました。その後、なんとか復学し、大学院に進みましたが、学校生活におけるストレスは避けられず、結局中退することになってしまいました。

大学院を辞めたあと、Aさんは、休学時代に学んだタイピングのスキルを生かし、派遣会社に登録することになります。最初のうちは、派遣先のやり方に自分を合わせることができたのですが、4社目の職場は、接客カウンターのすぐ近くで仕事をしなければならず、ちょっとでもウトウトすると、即座に周りの社員から注意を受けました。「注意を受けないようにしなければ」と、気を張っているうちに、とてつもない疲労感に襲われるようになったのです。

心身が疲弊し、腕がしびれて動かなくなるほどの強い症状が現れる前に、派遣会社に「職場が合わない」「休みたい」「辞めたい」といった相談をすることはできたはずです。しかし、Aさんは、そうした相談を自分から持ちかけることができずに、ずっと苦しみ続けました。あげくの果てに、体を壊し、ひきこもりになってしまったのです。

Aさんは、アスペルガー症候群の診断を受けたあと、私の勧めで、ASDの人たちを対象に行っているデイケアに通い始めました。そこで就労を見据えたプログラムに参加し、職場などで必要なソーシャルスキルをひととおり身につけることができました。

通常であれば、その後、就労支援センターに出向き、身につけたソーシャルスキルを生かして、自分に適した就職先を探すことになるのですが、そのときは、烏山病院でデイケアの〝卒業生〟からパート職員を募る試みを始めたところで、Aさんに、その第1号として、病院内で働いてもらうことになりました。

Aさんは病院で2年半ほど勤務を続け、その間に同僚の女性と結婚し、子どもにも恵まれました。Aさんの伴侶となった女性は医療関係者であり、発達障害への理解も深い人です。職場でAさんに間近で接してきたこともあり、Aさんの特性もよく理解していました。2人でよくよく話し合い、いろいろなことを考慮したうえで、結婚という選択をしたに違いありません。

それでも、この先、予測できないようなさまざまな問題が2人に降りかかることがあるでしょう。私自身、Aさんとも、伴侶の女性とも長く関わってきた立場から、2人の行く末に何が起ころうとも、ずっと応援し続けたいと思っています。

ASDとはどのような人か

第二の人生に至るまで
〝我が道を突き進むBさん〟
（60代・男性）

三十数年間続いた家庭内の奮闘

Bさんは、長年、国内航路の船長を務めた、いわゆる〝エリート〟と呼ばれる人です。社会的地位が高いだけでなく、知能検査でＩＱ１４５をマークするほどの高い知性ももっています。しかし、そのBさんによって、家族は長い間苦しめられてきました。

Bさんの娘は、子どもの頃、父の日のプレゼントに贈ったハンカチを、「なんだ！　このボロ雑巾みたいな布は！」と投げつけられた〝事件〟がいまも忘れられません。娘が父親を喜ばせようと心を込めて渡したプレゼントを、父親が怒って投げ返すなど、普通では考えられない光景です。しかし、Bさんの家庭では、こうした出来事は日常茶飯事でした。

Bさんは、ふだんから、帰宅時に玄関が施錠されておらず、サッとドアを開けて入れる状態になっていることを家族に要求していました。ところが、仕事帰りにBさんが「30分後に帰るよ」と電話を入れておいたのに、たまたまBさんが到着する直前に帰宅した息子が玄関の鍵を閉めてしまったことがあり、家に着いて玄関が開かないとわかった瞬間、Bさんがものすごい剣幕で、「嫌がらせで鍵を掛けたのか！」と怒鳴り散らす〝事件〟もありました。

また、妻が肉親を亡くして悲しみに暮れている横で、Bさんは自分の好きなテレビ番組を見ながら大声を上げて笑ったという、信じがたいような〝事件〟もありました。しかし、Bさんは、わざとそのように振る舞ったのではありません。妻の悲しみを慮り、そのつらさに配慮して、妻の心を乱さないように接することができないだけなのです。そんなことは、小学生の子どもにもできるものですが、人生経験を積んでいるはずのBさんにはできないのでした。

Bさんの家庭では長らく、そうした〝事件〟がたびたび起こり、そのつどBさんが怒鳴ったり、子どもたちが泣きじゃくったり、それを妻がなだめたりといった騒動が繰り返されてきました。

三十数年悩み続けたBさんの妻は、烏山病院の発達障害専門外来のことを知り、一念発起し、Bさん本人と娘とともに相談にやって来ました。診断の結果は〝典型的なアスペルガー症候群〟でした。それがわかったとき、妻と娘は、一般的な〝夫像〟や〝父親像〟からかけ離れたBさんに長年抱いていた不審の念がようやく解消したと言って、むしろホッとした表情を見せました。

「障害者」扱いされたことに憤慨

Bさんと妻、娘が並んで座っているところで、私はアスペルガー症候群がどのような障害であるかを詳しく説明しました。妻と娘はうなずきながら私の説明を聞いていたのですが、肝心のBさんは、アスペルガー症候群の特性や日常の〝困り感〟の話などには、まったく関心をもっていなかったようです。

彼の唯一の関心事は、検査で実施した知能テストの結果の「IQ145」という数字でした。私がさんざん説明したあとに、Bさんはこう言ったのです。「俺のIQは145ではなく、本当は155くらいあると思う。テストの前にもっと物理を勉強しておけばよかったな」。その言葉に、妻も娘もあきれていました。

Bさんたち家族は、遠方から通院していたこともあり、経済的な負担を考慮して、私は発達障害の人が取得できる「精神障害者保健福祉手帳」の申請を提案しました。ところが、その後、〝事件〟が起こりました。

家族の申請によって取得された「精神障害者保健福祉手帳」が自宅に送付されてきたとき、Bさんは手帳の表に書かれている「障害」の文字に目をとめました。その瞬間、烈火のごとく怒り出したのです。「俺を障害者扱いするとは何事か！」と。

「手帳」が、障害者が取得するものであることは〝自明の理〟で、私もわざわざ説明するものでもないと思っていました。実際、妻と娘は障害者のための「手帳」であることは十分理解していました。Bさんだけがそれを認識しておらず、いきなり「障害者手帳」が家に届いたので、怒りに火がついてしまったのです。

確かに、診察室で3人に説明をするときに、私は「障害」という言葉はあまり使わなかったかもしれません。それは、「障害」とあえて言わなくとも、アスペルガー症候群が「障害」であることは、説明を聞いている人には明確にわかるという思い込みがあったということと、大抵の医師は、患者や家族の前で「障害」という言葉を過度に連呼はしないからです。そうした配慮が裏目に出て、Bさんはすっかり誤解をしてしまったのでしょう。

しかし、もう後の祭りでした。怒りが頂点に達したBさんは、それ以来、自分を「障害者」扱いした私の診察は一度も受けに来ていません。本人に代わり、3か月に一度、Bさんの妻がBさんの様子を報告するために、私のもとに通い続けています。

定年後は警備員の仕事に勤しむ

Bさんは、その後、国内航路の船長の仕事を定年退職し、いまは倉庫の警備員をしています。夜中から朝にかけて、企業の倉庫の見回り・点検を行う夜勤の仕事で、現役時代の船長という肩書きと比べると、どことなく釣り合わない印象を受けますが、本人は世間体についてはまったく気にしません。

夜間の倉庫の見回りの仕事は、実はアスペルガー症候群の人に非常に向いている職業です。何より、人に会わずに済み、苦手なコミュニケーションをとる必要がありません。見回りは時間やルートが決められているルーティンの繰り返しなので、変化を好まないアスペルガー症候群の人が安心して取り組める仕事なのです。

しかも、点検作業は、細かいところまで入念にチェックすることが求められ、見落としなどのミスが許されません。アスペルガー症候群の人は、寸分の狂いも許さないほど厳格に確認し、ほんの小さなミスをも見つけ出すことが得意です。一般の人なら「誰も見ていないからいいや」と少しくらいはいい加減に済ましてしまいそうなものですが、アスペルガー症候群の人は、一切手抜きをしません。ですから、作業にも信頼がおけるのです。

Bさんにとってさらに良かったのが、勤務の際に制服を身につけるということでした。Bさんは警察官や警備員が着用している堅いイメージの制服が好きで、そうした制服を着る仕事に憧れがありました。こうして、定年後も、Bさんは自分のやりたい仕事を見つけて、充実した人生を送っているのです。

このように、定年後のBさんがどんなことに勤しみ、どんな様子で日々を過ごしているかを、Bさんの妻が3か月に一度、夫の代わりに東京にやって来て受診し、私に事細かに聞かせてくれるのです。妻は、「いまの夫婦関係の状態は以前と比べて良くなった」と話しています。Bさんは国内航路の船長を辞めたあと、仕事の責任感や緊張から解放されたのか、家にいるときの表情も少し柔らかくなり、前ほど怒らなくなったそうです。

また、最近は、趣味で得意のパソコンを使って動画編集を始め、休日は部屋にこもってその作業に没頭しているということです。どのような編集作業かというと、テレビで放送された連続番組のコマーシャルの部分と冒頭をカットしてつなぎ合わせて、全編を通して見られるようにするというものです。

ただし、その作業は、自分が見たいからとか、家族に頼まれたからといった理由でやっているのではありません。妻の見たところ、本人がただ、編集作業がおもしろくてやっているだけのようです。ですから、編集を終えた〝作品〟は、日の目を見ることはなく、そのままライブラリーの棚に仕舞われます。そして、その棚から取り出されることは二度とないのです。そんな〝作品〟のコレクションがすでに1万本を超えたそうです。

しかし、妻は、編集作業に没頭しているBさんは終始機嫌が良いので、「いくらでも動画編集に専念してもらって構わない」と言っています。Bさんが怒り出さない限り、家庭内は平和なのですから。動画編集自体もお金のかかる趣味ではないので、経済的な問題も生じません。

また、妻から見たBさんの長所は、たまに、妻が友だちと旅行に出掛けるときも、「行っておいで」と快く送り出してくれるところです。自分では家事がまったくできない昔ながらの男性にありがちな、「お前の留守の間、俺の食事はどうなるんだ？」といった態度をとることはありません。作り置きの料理がごちそうでなくても、3日間同じ献立でも、文句ひとつ言うことはありません。そのようなことは、Bさんにとってはどうでもよいことだからです。

もっとも、Bさんのアスペルガー症候群の特性そのものがすっかりなくなったわけではないので、今後何か、思いも寄らない〝事件〟が起きないとも限りません。しかし、妻もBさんとの長い結婚生活を経て、アスペルガー症候群の特性を十分把握し、どのような事態がBさんを混乱させるのか、どうすればBさんの怒りがおさまるのかといったノウハウは、ある程度心得ています。ですから、大抵の〝事件〟なら乗り越えることができるでしょう。

そして、おそらくBさん自身も、これまで家庭内で起こったさまざまな問題やトラブルを経験して、自分と家族の意見がぶつかったとき、どう折り合いをつければよいのか、彼なりに探り、解決策を見いだす努力をしてきたのではないでしょうか。

Bさん夫婦は、確かに一般的な夫婦関係とは少し違うかもしれませんが、お互いが適度に距離をおき、干渉しすぎず、お互いの個性やアイデンティティを認め合って、落としどころを探りながら、うまく関係を保っています。そのような夫婦の関係性もあっていいのではないでしょうか。これからも、大きな嵐を巻き起こすことなく、セカンドライフを充実させることができればよいのではないかと思っています。

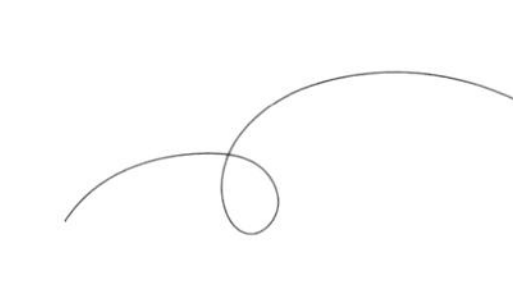

ＡＳＤの特性を理解しよう

そういえばこんな人どこかで見たかも？

冒頭で、２人のＡＳＤの事例について紹介しました。２人ともＡＳＤの一種であるアスペルガー症候群の典型例で、人との関わり方の困難さ、変化への適応のしにくさがあり、他人からどう見えるかには無頓着で、ソーシャルスキルのつたなさがあるものの、知能や学力は高く、真面目で実直な性格が見て取れます。

もしかしたら、「学校にこういうタイプの子がいた」「会社の新入社員に似たような人がいる」と思い当たる人もいるかもしれません。ＡＳＤの人、あるいは診断がつかないとしてもその傾向のある人は、社会に少なからず存在しています。

ここからは、（ＡＳＤの当事者ではない）私たちから見た、ＡＳＤの代表的な特性を紹介します。ＡＳＤの人たちが、どのような場面でどんなつまずきを生じやすいのかという理解につなげてほしいと思います。

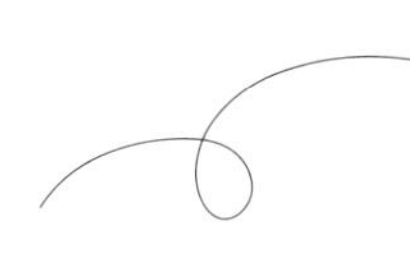

ASDの特性①

他人への関心が薄く、目も合わせない

コミュニケーションをとる必要性を感じていない

子どもがASDかどうかを見極めるときに、医師が親によく尋ねる質問が「お子さんと目が合いますか？」「お母さんに愛着を示しますか？」というものです。ASDの子どもは、赤ちゃんのときから親と目を合わせなかったり、名前を呼ばれても振り向かなかったり、親に甘えなかったりといった特徴がみられます。その基本的な特性は、大人になっても変わりません。大人のASDの人のなかには、人と目が合うと、すぐに目をそらしてしまう人もいます。

ただし、それは「人嫌い」というのとは少し違います。〝他人（自分以外の人）への関心が薄い〟という言い方が合っているかもしれません。他人に無関心で、自分から積極的にコミュニケーションをとろうとしないのです。他人と親しくなるつもりがないわけですから、コミュニケーションをとる必要性も感じていないということでしょう。

たとえば、わが子に愛情をいっぱい注いで接しているのに、子どもの反応は鈍く、そっぽを向かれてしまうので、悩んだり、むなしい気持ちになったりする親の話をよく聞きます。最も身近な母親にですら、そうした関わり方しかしないのですから、赤の他人との距離感はさらに遠くならざるを得ません。人と人とが知り合ってだんだん親しくなり、愛着や信頼関係を築いていくといった、ごく自然な人間関係のプロセスを期待することは難しいのです。

しかし、ＡＳＤの人がまったく他人に関心を示さないのかといえば、そうではありません。定型発達の子どもと同じように親にべったり甘えはしませんが、親が信頼のおける存在であることはある程度認識しますし、愛着も彼らなりに感じているようです。また、自分の理解者や一緒にいて安心できる人に対しては、一定の親愛の情も抱きます。

他人への関心が薄いのは確かですが、他人を完全に拒絶しているわけではないということを周りの人は理解すべきです。

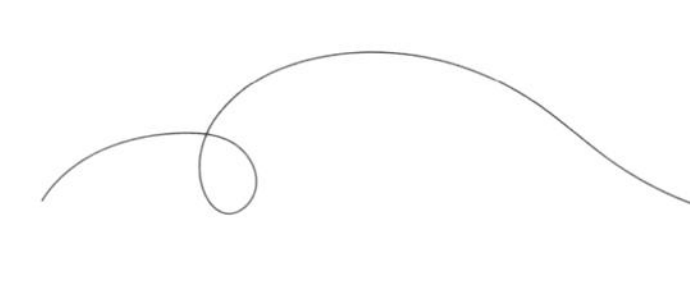

ＡＳＤの特性②

相手の表情や気持ちが読めない

人の気持ちや場の状況を察するのが苦手

事例で紹介したＢさんは、妻が身内を亡くして悲しみに暮れているときに、その横で、好きなテレビ番組を見ながら大声を上げて笑っていました。非難されてもおかしくない状況といえますが、まさに、ＡＳＤの人にはこうした事態が起こります。

人の表情から喜んでいるのか、悲しんでいるのかが読み取れないのかもしれませんし、あるいは、経験上読み取れるようになっていたとしても、相手の気持ちに寄り添って「つらかったね」と声掛けをするといった行動に至らないということです。身内を亡くした当事者である妻の悲しみとまったく同じ感情を、Ｂさんがもつことは不可能ですから、彼が妻と同じ気持ちになって、その悲しみを慰めるような行動をとることが難しいのは、ある意味、当然といえるかもしれません。一般の人であれば、まったく同じ気持ちにはなれないとしても、できるだけ相手の感情を想像して、その思いを受け止めようとしますが、ASDの人は、自分以外の人に成り代わった状態を想像することができません。

ですから、目の前で誰かが失敗したときに、周りで見ていた人は「残念だったね」「ドンマイ！」といった励ましの言葉を掛けるものですが、ASDの人は、「致命的な失敗をしてしまいましたね」というようなことを〝素直に〟言ってしまうのです。本人には何ら悪気はありません。目の前の失敗した人の感情を汲み取ることはできず、ただ客観的事実をありのまま口にするのです。

しかし、一般的に、こういう状況で失敗した人にどういう言葉を掛ければいいかということは〝暗黙の了解〟で、みんなわかっています。その〝暗黙の了解〟が、ASDの人には理解できません。そういう声掛けをすることで、相手が傷つくということも想像できないのです。私たちが、他人との関係性を良好に保つために使う、〝方便の嘘〟をつくこともありません。

ASDの人にとって重要なことは、何のフィルターも通さない、純粋な客観的事実だけなのです。私たちは、ある出来事が目の前で起きたとき、その事実を何の感情ももたずに受け止めることはできません。タイミングや周りの状況、関わった人の思いなどを汲んで、事実を〝色眼鏡〟を掛けて見てしまうものです。そこで感情が湧き起こり、言葉をついつい選んでしまう。それはごく当たり前の対応だといえるでしょう。

しかし、ＡＳＤの人は〝色眼鏡〟を掛けません。意志をもって掛けないようにしているのではなく、〝色眼鏡〟をもっていないのです。ですから、状況に応じたり、人の気持ちを察したりして、相手を傷つけないような言い回しをするという発想がないのです。

しかし、このことは裏を返すと、変な思い込みや偏見をもっていないということにもなります。誰とでもフラットな関係を保ち、相手によって態度や言葉づかいを変えることもありません。ある意味、誠実だといえるのではないでしょうか。

確かに、思ったまま、見たままを口にしてしまうことで、相手に不快な思いをさせてしまうこともあるでしょう。しかし、どういうときに相手を不快にさせてしまうかを本人に説明し、覚えてもらうことで、不快にさせてしまう言動のいくつかは回避させることができます。

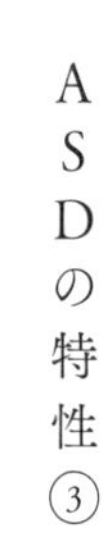

ASDの特性③

言葉を字義通りに受け取ってしまう

曖昧な表現に混乱する

ASDの人は、私たちが普通に使っている言い回しに戸惑っている場合があります。

たとえば、会社に掛かってきた電話をとったとき、先方から「○○さんいらっしゃいますか？」と聞かれることがあります。通常の応対は、「はい、少しお待ちください」と言って、○○さんに電話を替わるというものですが、ASDの人の場合、それがうまくできません。

多くのASDの人なら、「○○さんいらっしゃいますか？」と尋ねられたら、即座に「はい、いらっしゃいます」と答えるのではないでしょうか。ASDの人の特徴のひとつに、相手が言った言葉をそのまま繰り返す「オウム返し」があります。

　そして、オウム返しをしたあとに、黙り込んでしまうに違いありません。少なくとも、○○さんに電話を替わるという行動はとりません。電話を掛けてきた相手の意図が、○○さんが〝いる〟か〝いない〟かを知りたいということではなく、○○さんと電話で話したいということなのだと、理解することができないからです。

　私の患者さんは、職場で、上司が「鉛筆がない！」と声を上げたときに、「鉛筆がなくなった」という状況を表現したに過ぎないと受け取り、聞き流していました。しかし、周りの社員が慌てて上司に鉛筆を手渡した光景を見て、「不思議に思った」と言います。上司のその言葉に、「鉛筆を取ってくれ」という意図が含まれていることを、あとで同僚から聞き、驚いたそうです。ＡＳＤが「想像力の障害」といわれる所以です。

　また、字義に忠実であろうとしすぎるために、逆に、曖昧な表現に突き当たると、ＡＳＤの人は混乱します。「これ」「あれ」といった指示語は、具体的に何を指しているのかがわかりづらく、「これとはどれですか」といちいち聞き返さなければなりません。普通なら話の流れからわかるのですが、ＡＳＤの人は文脈を理解することも苦手です。

「ちょっと早めにお願いできるかな」と頼まれたときも、相手の言う「ちょっと早め」が、どれくらいなのかが想像できません。「5分早く」なのか、「30分早く」なのかがわからずに戸惑い、無駄に神経をすり減らしてしまうのです。ＡＳＤの人に話し掛けたり、指示を出したりするときには、そのつど具体的な対象物の名前を示し、時刻や時間の長さ、分量なども具体的な数字で伝えることが有効です。

ASDの特性④

こだわりが強く、変化を嫌う

ルールに厳格で、変更や違反を許さない

ASDの代表的な特性のひとつに、こだわりの強さがあげられます。自分で決めたルールやルーティンへのこだわりが強く、それを臨機応変に変えることができません。仕事では、手順通りにやることに神経をつかいすぎ、作業のほうがおろそかになってしまう場合もあります。また、場所や物の配置などにもこだわるため、作業机の位置がいつもと違ったり、道具の置き方が整然としていなかったりしただけで、仕事に集中できなくなります。

ASDの人にとっては、ルーティンが決まっているほうが安心して過ごせるので、毎日判で押したように同じ仕事を繰り返し続ける環境が理想的です。毎日違った仕事場に行か

なければならなかったり、作業内容がコロコロ変わったりする状況は、ＡＳＤの人にはストレスになります。〝変わらない〟ということが最大の安心材料なのです。

しかし、職場においても学校においても、予定変更はつきものです。突然のスケジュール変更や作業の中断、担当の変更、配置換えなどは、ＡＳＤの人を極度に緊張させます。冷静になれなくなり、時にはパニックになってしまうこともあります。ＡＳＤの人には変更や変化の少ない仕事を担当してもらうようにし、それでも変更が生じてしまう場合は、前もって変更が生じることを知らせることで、緊張を少し抑制させることができます。

ＡＳＤの人のこだわりは「常同性への固執」といわれますが、なぜ、そういう特性があるのかはよくわかっていません。当人に尋ねてみても、はっきりした返答は得られません。おそらく、それが彼らにとって〝当たり前〟だからなのではないでしょうか。

理由を推測すると、ＡＳＤの人は外界（自分の外側の世界）の変化についていくために、定型発達の人と比べ、はるかに多大な努力を要しており、日々の生活を送るだけでも疲れてしまうことが考えられます。もし、外界が〝固定〟されている状況であれば、彼らは安心できるのでしょう。

ＡＳＤの人のなかに、いつも同じ鉄路を同じ時刻に走る鉄道が好きな人が多いのはそのためです。また、カラオケで歌うのは昭和歌謡に限るという人もいます。過去の歴史は絶対に変わることがないので、流行がめまぐるしく変わる現代の音楽よりも、昭和歌謡のほうが安心感を与えてくれるということではないでしょうか。

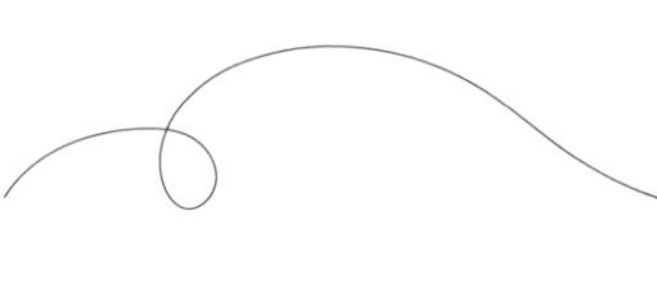

ＡＳＤの特性⑤

専門的な話を一方的にしゃべり続ける

関心事になると途端におしゃべりになる

ふだんは他人とあまりコミュニケーションをとらないＡＳＤの人が、突然別人のようにべらべらしゃべり出すことがあり、周りの人が驚いたという話を耳にすることがあります。ＡＳＤの人の興味の対象は非常に狭いのですが、関心をもったことはとことん調べ、納得のいくまで研究して、誰よりも詳しくなります。こうした〝専門分野〟に話を振られると、突然スイッチが入ったように、もてる知識をすべてさらけ出そうとするのです。

傍からは、自分が博学であることをひけらかしているようにも見えるのですが、本人にそのつもりはまったくありません。自分が知っている情報をアウトプットしようという純粋な気持ちだけで話しているのであって、自慢ではないのです。

たとえば、先述のようにＡＳＤの人のなかには鉄道好きの人が少なくありませんが、鉄道の話題になると、その場にいる人が鉄道にまったく興味のない人であっても、お構いなしに自分の鉄道知識を披露し始めます。聞いている人たちが、ちょっと困った顔をしていても、表情から相手の気持ちを読み取ることができないので、迷惑がられていることに一向に気づきません。彼らは、〝話すこと〟をコミュニケーションの手段とは考えていません。私も診察室でよく経験しますが、ＡＳＤの人と面談すると、会話が噛み合いません。私が尋ねた質問から微妙にズレた内容の話を一方的にしゃべり続けたりします。

しかし、他人と積極的に関わることが少ないＡＳＤの人に、「この話題については話したい」と思えるようなテーマがあるのは好ましいことだといえます。せっかく自分の好奇心を刺激する興味の対象が見つかったのですから、その趣味を大切にし、趣味に関わる時間を充実させることが望まれます。そして、自ら調べて身につけた膨大な知識を、披露し合える仲間がつくれるともっとよいでしょう。デイケアやショートケアに参加することで、同じ趣味をもつ仲間が見つかり、仲間と会話を弾ませる経験ができるとよいと思います。

ＡＳＤの人の場合、大学で留年してしまうこともめずらしくないのですが、そうしたときでも、サークル活動で「鉄道研究会」などに籍を置くことが、しばしば救いになります。そこでは、同じＡＳＤの仲間がいて意気投合できるうえ、大学生活で必須となる情報を入手することも可能になるからです。

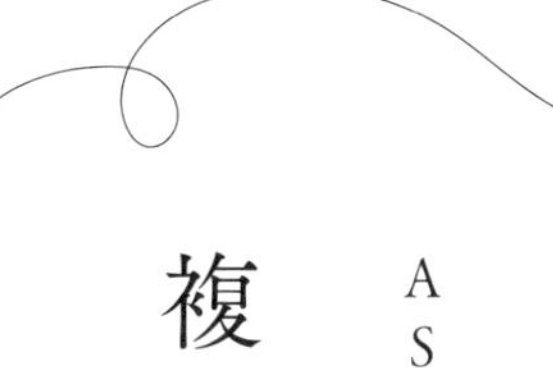

ASDの特性⑥

複数のことを同時にできない

物事の優先順位がつけられない

一度に2つ以上の動作・活動を同時進行させることを「マルチタスク」といいます。仕事でも、複数の案件を抱えたり、いくつかの作業を一緒に行ったりすることはあるでしょう。ASDの人は、ひとつのことに集中するのは得意なのですが、マルチタスクをこなすことが困難です。たとえば、簡単な例でいうと、電話をしながらメモをとる、資料を読みながら書類を作成するといったことができない場合があります。

このような人は、おそらく子どものときも、授業中に先生の話を聞きながらノートをとったり、板書をノートに書き写したりすることが苦手だったに違いありません。先生の話に耳を傾けるとノートを書く手が止まり、書くほうに集中すると先生の話が頭に入ってこなくなるのです。もっともASDの人は、特に小児期には卓越した記憶力を示し、カメラで写真を撮るように、瞬時に板書を頭のなかにコピーしてしまう能力をもつこともあります。そうした人のなかには、板書は頭のなかに記録されているので、ノートは取る必要がなかったという人もいます。

ASDの人に作業や課題をやってもらうときには、複数のものを一度に渡すのではなく、ひとつを渡して、それが終わったら次を渡す、というふうにするといいでしょう。

ASDの人がマルチタスクをうまくこなせない背景には、それぞれの作業や課題に優先順位をつけられないこともあげられます。複数の仕事のうち、どれが急ぎの案件なのか、どれが重要なのかがわかっていれば、おのずと優先順位はつけられます。しかし、それがわからないために、どこから手を着けてよいかわからなくなってしまうのです。ASDの人には、優先順位を明確に示した形で仕事を渡すことが解決策になります。

また、複数の動作を伴う作業の場合などは、マニュアルを示すことも有効です。

たとえば、4つの動作を伴う作業があるとして、本来は4つをどの順番にやってもよいのだとしても、ASDの人には、順番を決めた形でマニュアル化して示すのです。あらかじめ順番が決められていれば、ＡＳＤの人は戸惑うことなく、順番通りに作業を進めることができます。

ＡＳＤの人はルールやマニュアルに忠実に従って、黙々と物事に取り組むことは得意なので、そうした配慮があれば、ミスなくスピーディに仕事をこなしてくれるに違いありません。世の中にはそういう作業が苦手な人もいますから、適材適所でＡＳＤの人を配置すれば、高い成果を期待することができます。

こうした点は、ＡＳＤの人にとって理想的な教科書は〝取扱説明書〟だといえます。商品を製造したメーカーは、消費者が間違った使い方をしてしまうことで事故やトラブルにならないように、煩雑になることは承知のうえで、味も素っ気もない文章で、すべての手順を図解入りで事細かに示した取扱説明書を添付します。定型発達の人からすると、全部読み通すのはかなり億劫なものですが、ＡＳＤの人は最初から最後まで苦もなく読み通し、手順を正しく理解することができるので、間違った使用方法をする心配がありません。

このように、世の中の多数の人が苦手なことを、逆に得意としているのですから、そうした能力を社会で生かさない手はないと思います。

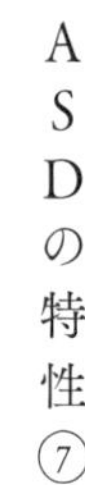
ＡＳＤの特性⑦

口頭で言うよりも文字情報のほうが伝わりやすい

聴覚よりも視覚優位の傾向がある

ＡＳＤの人は、聴覚よりも視覚優位の傾向があるといわれています。音で聞いた情報のキャッチは苦手ですが、文字で示された情報を獲得し、記憶する能力は非常にすぐれています。ＡＳＤの人の場合、電話など口頭で約束したことは忘れてしまいやすいので、大事な用件はメールでやりとりしたほうがよいといえます。メールは保存しておけば、いつでも内容を確認できるので、ＡＳＤの人には好都合です。さらに、リマインダーなどに紐づけて、約束の時刻が近づいたらアラームで知らせるツールも活用するとよいでしょう。

伝言なども、口頭で伝えるのではなく、メモに書いて渡すほうが、確実に情報が伝わります。指示や伝達事項も口頭ではなく、紙に書いたり、印字したりしたものを手渡すことが有効だといえます。

なぜ、耳で聞き取る情報に比べて、目で見て得る情報のほうがキャッチ力が高いのか、そのしくみは明らかにはなっていませんが、ASDの人が視覚情報を獲得する方法は、大雑把に全体をつかみ取るのではなく、隅から隅まで細部に至るまで網羅的に把握するのが特徴的です。ですから、見落としはあり得ませんし、忘れることもめったにありません。

ASDの人のなかには、一瞬にして細部にわたる視覚情報を確実に獲得できる能力をもっている人もおり、点検やチェックなどの仕事は非常に向いているといえます。細かいピースのジグソーパズルをあっという間に完成させてしまう能力を持ち合わせている人もいます。それだけ、空間認知能力もすぐれているということでしょう。

ASDの特性のひとつとして、絵画や美術の能力が秀でていることがあげられ、実際にアーティストとして活躍している人も少なくありません。人並み外れた視覚能力を生かして、一般の人では発想し得ないような世界観を創りあげ、独自の芸術活動を展開することができる人もいます。

なお、ASDの人のなかには、音楽的才能が並外れている人もいます。私の患者さんの一人は、大きな音楽コンクールのピアノ部門で、いきなり優勝してしまいました。彼らがもつ認知能力は、凡人である私たちには未知の領域といえるのかもしれません。

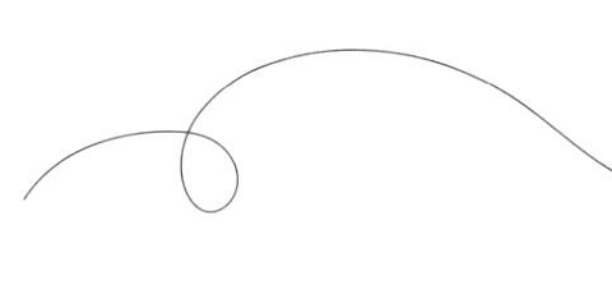

ASDの特性⑧

理解されづらい感覚過敏がある

ざわついた環境が耐えられない

ASDの代表的な特性のひとつに感覚過敏があります。感覚過敏とは、視覚、聴覚、触覚、嗅覚、味覚などが過度に敏感であるために、日常生活に支障をきたすような状態をいいます。たとえば、人混みで聞こえるざわざわした話し声が耐えられないという人がいます。

感覚過敏のなかでも特に、突然鳴る大きな音を嫌う人が多いことが知られています。救急車のサイレンや犬の吠える声、赤ちゃんの泣き声、雷や花火も苦手です。こうした音が突然聞こえてくると、子どもではパニックになってしまうケースもあります。

感覚過敏があり、苦手な音を避けるために耳栓をして生活している人もいます。職場などでも、仕事上の支障があまりないのであれば、そうした対応を許容することも適切な配慮になります。

また、音に敏感なＡＳＤの人に注意や指導をする際には、大きな声で怒鳴ったり、感情的に怒りをぶつけたりしないように気をつける必要があります。注意をするときには、冷静な口調で言うほうが無難です。

このほか、声を掛ける際に、後ろからいきなり声を発したり、肩や腕などを軽く叩いて注意を引くような行動をとったりすることが、本人を極度に驚かせたり、痛みや不安を感じさせたりする可能性もあり、周囲の人が留意する必要があります。苦手な音などがないかどうか、確認しておくことが大切だといえるでしょう。

感覚過敏については、「幼い頃に、子どもを抱っこしようとすると嫌がって体を反り返らせるので困った」といった話を母親から聞くことがよくあります。しかし、子どものほうから抱きついてくるときは、そうした過敏さをまったく示さないそうです。ＡＳＤの感覚過敏の本態は、謎というほかありません。

一方、ＡＳＤの人は、内臓感覚はむしろ鈍感なことが多く、過敏とは逆の、鈍麻がみられる場合もあります。満腹がわからなくて際限なく食べ続け、倒れてしまった例や、腕にケガをして出血しているのに、痛みを感じないのか平気で過ごしてしまう例、高熱が出ていても、「だるい」とか「つらい」といった感覚がなく、普通に活動を続けてしまう例などがあります。感覚過敏と感覚鈍麻の両方が混在している人もいるのですから、まったくもって不思議です。

第2章

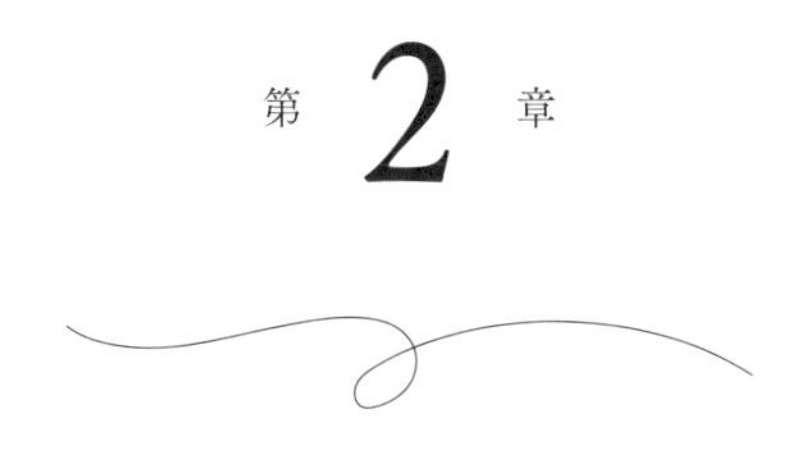

発達障害をめぐって何が起きているのか

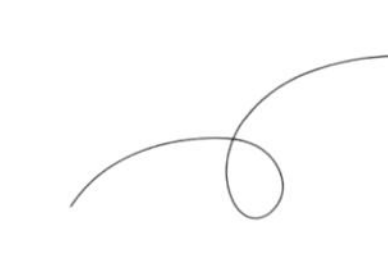

成人の発達障害とは

社会性の障害をひと括りにする考え方

私は精神科医になってから、たくさんの自閉症の子どもたちを診察しました。自閉症の代表的な特徴は、「社会性（対人関係）の難しさ」「コミュニケーションの難しさ」「興味の偏りやこだわりの強さ」の3つです。自閉症の多くは重い知的障害を伴い、言葉らしき言葉を一生発さない人もいます。

定型発達の赤ちゃんは、生後まもなく親を認識し、親に愛着を示し、甘えるようになりますが、自閉症の子どもにはそうした行動がみられません。親に構ってもらおうとして泣いたり、親にあやされて喜んだりする姿もみられません。

また、こだわりが強く、自分が決めたルールが周囲から受け入れられないと、パニックになってしまう子もいます。風車のように回転するものに長時間見入ったり、コマになったように、くるくる回転する動作をいつまでも続けたりというように、ある種の感覚や動作に没頭し、傍から見ると奇妙ともいえる行動をとる子どももいます。

こうした特異な性質から、自閉症は生後、かなり早い時期から周囲に気づかれ、診断がつくケースが大半です。知的障害を伴っていることも多く、幼稚園や小学校で健常児と同じように集団活動や学習をすることは困難であり、医療的なケアを受けながら、個々人に合った特別な指導や教育を少人数体制の教室で受けるのが一般的です。そうした支援体制のもとで、生活に必要なスキルや学力を少しずつ身につけ、本人なりの成長を遂げながら、成人後は授産施設や作業所などで就業し、社会とささやかな関わりをもつ道をたどります。

医療に携わる者にとって、「自閉症」という障害のイメージは長らくこうしたものでした。しかし、１９９０年代以降、自閉症の仲間の障害として、自閉症の特徴をベースにもっていながら、知的障害のない高機能自閉症やアスペルガー症候群が位置づけられるようになりました。高機能自閉症やアスペルガー症候群は、自閉症と同様の「社会性の困難」があることが大きな特徴であることから、自閉症の延長線上にある障害と認識されるようになったのです。

その後、自閉症、高機能自閉症、アスペルガー症候群が「ASD」（自閉スペクトラム症）という大きな枠で括られることになりました。「スペクトラム」とは〝連続体〟という意味で、「自閉スペクトラム症」は、これらの障害同士に境界線はなく、それぞれ通底しているという考え方に基づいて名づけられたものです。

高機能自閉症とアスペルガー症候群

では、ASDの仲間に位置づけられた、高機能自閉症やアスペルガー症候群とは、いったいどのような障害なのでしょうか。

高機能自閉症とは、自閉症の3つの特徴（社会性の困難・コミュニケーションの困難・興味の偏りやこだわりの強さ）をもちつつ、知的な遅れを伴わないASDと定義されています。高機能という名称がついていると、知能が高いと誤解されやすいのですが、おおむねIQ70以上であれば、「高機能自閉症」に分類されます。

IQ70台というのは、小学校の通常学級で学習することが難しいレベルと考えられます

ASDの概念図

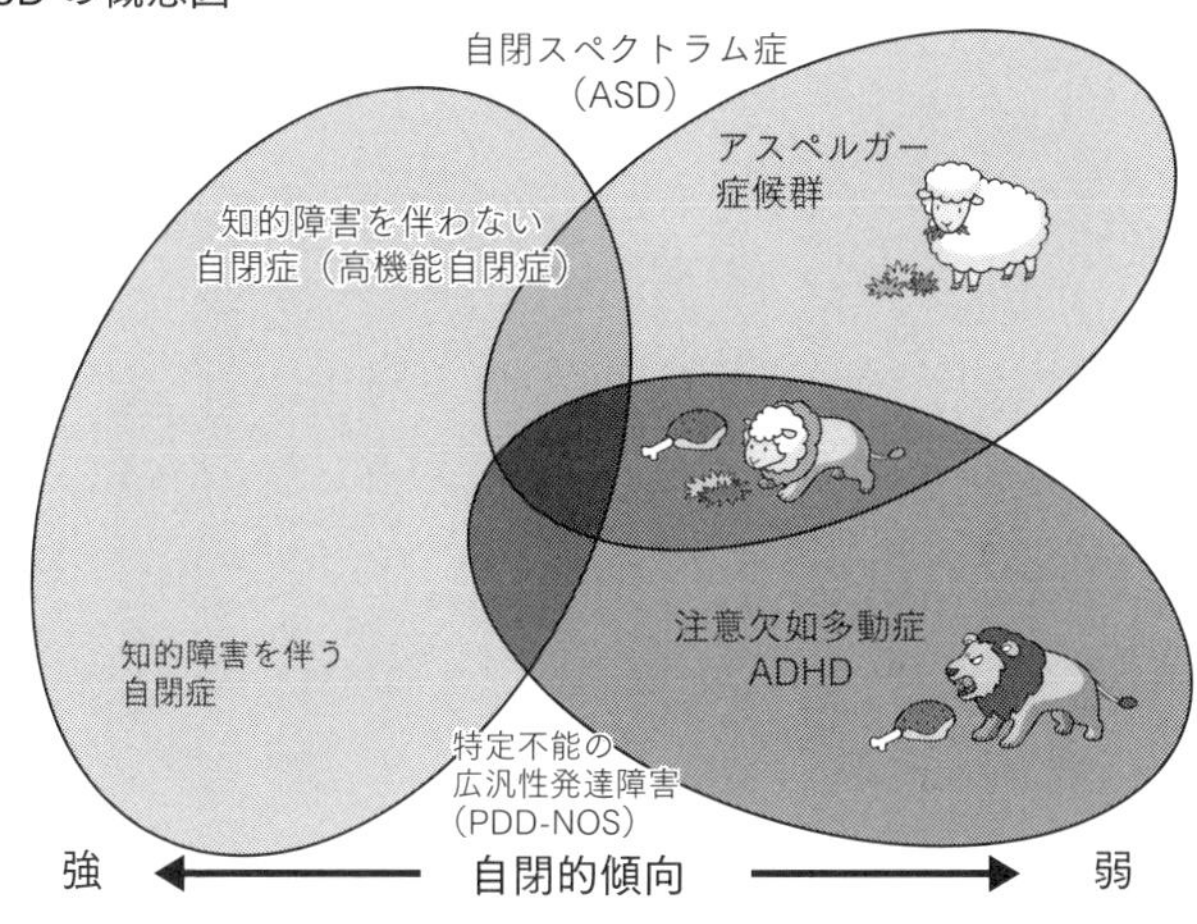

略称:PDD-NOS(pervasive developmental disorders-not otherwise specified)、ASD(autism spectrum disorder)、ADHD(attention deficit / hyperactivity disorder).

から、知的障害がないとはいえ、高機能自閉症であっても相応の配慮や支援が必要になります。

一方、アスペルガー症候群は、自閉症の3つの特徴(社会性の困難・コミュニケーションの困難・興味の偏りやこだわりの強さ)をもっているけれども、言葉の遅れがないか、むしろ言葉によるコミュニケーションに長けており、知的障害もないものと定義されています。子どもなのに小難しい言葉を使ったり、大人びた言い回しをしたりして、一見すると、定型発達の子どもよりも知的に見えるケースが少なくありません。実際、IQが130〜140台もあるアスペルガー症候群の子どももいます。

では、言葉をよく知っていて、知的レベルが高いので、日常生活に支障がないかといえば、そうではありません。アスペルガー症候群の人の場合、言葉を操ることはできても、それをコミュニケーションの手段としてうまく使いこなすことができないからです。

実際、大人が舌を巻くほど難しい言葉や表現をたくさん知っているのですが、それを使って話し相手と円滑なやりとりをしたり、相互理解を深めて親しくなったりすることはできません。ですから、コミュニケーションに困難があり、人間関係の構築につまずく障害であることに変わりはないのです。

子どものASDと大人のASDの違い

アスペルガー症候群の特性をもった子どもは昔からいました。「妙に大人びていて、ちょっと変わった子だな」と周りから思われるような子どもです。しかし、そうした子どもたちが、重い知的障害を伴う自閉症と同じ仲間の障害であるとは、自閉症の専門家でも思っていませんでした。それどころか、「障害」であるという認識もされていなかったでしょう。なぜなら、彼らは、知的レベルが高く、記憶力にすぐれていて、テストでは高得点をマークし、学校での成績が優秀であることが多いからです。

日本の学校教育では、成績が芳しくない子どもは問題視されますが、成績が良い子は「問題がない」ととらえられがちです。たとえ、その子が集団活動になじまなくても、友だちとの関わりが少なくても、大きなトラブルさえ生じなければスルーされてしまうのが常です。

一方、その子自身は学校の集団生活のなかで、なんらかの違和感や居心地の悪さを覚えているに違いありません。ところが、ASDの子どもは、その違和感や居心地の悪い状況を自分で客観的に認識したり、誰かにどうにかしてもらおうと思ったりすることができません。そして、理由もわからず叱られたり、自分の居場所がないと感じたりしながらも、思春期を経て、大人になっていきます。

子ども時代には、周囲の人との関わり方につまずきがあったり、人間関係がうまく築けなかったりしたとしても、あまり大きな問題になることはありません。内気で自分から積極的に他者と関わりをもたない子や、一人でいることが好きで友だちと遊ばない子は、ASDに限らず一定数いて、それはその子の性格の問題だと片づけられるからです。

しかし、思春期になり、同年代の仲間との人間関係が多様化してくると、しだいに他者との違いが際立ち、問題が表面化してきます。周りから、「場の空気を読まない」、「つきあいが悪い」、「マイペースすぎる」といった評価を受けるようになり、グループや集団から弾かれていくようになるのです。

当人も、そもそも人と交わったり、人に合わせたりすることが得意ではないので、孤立しているだけではそれほどつらいとは感じないでしょう。大学生くらいまでは、「人づきあいの悪いちょっと変わった人」という立ち位置で、やり過ごしていくことができてしまうのです。

ところが、就職し、社会に出るとそうはいきません。仕事上の連絡や報告をやらずに済ませることはできませんし、上司や取引先とのコミュニケーションも、無愛想のままでよいわけではありません。職場の同僚との話の輪にも加わらない、一緒に食事にも行かない、飲み会にも参加しないという頑なな態度でいれば、仲間からの親近感や信頼も得られないでしょう。そうなると、組織やチームの一員として認めてもらえなくなり、果たすべき役割も与えられなくなるのです。

社会性の問題やコミュニケーションの困難という、ＡＳＤの特性をそのままにして、社会活動を行っていくことは極めて難しいということです。子どものＡＳＤと大人のＡＳＤ

の大きな違いはそこにあるのです。大人は、社会の一員として、他の人たちとコミュニケーションをとりながら仕事や活動をスムーズに進めなければならないため、子ども時代にはスルーされていた問題が否応なしに浮き彫りになってくるということです。

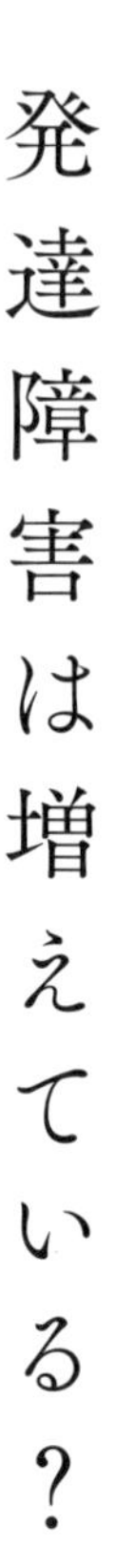

発達障害は増えている？

受診者は増加を続けている

私が２００８年に昭和大学附属烏山病院の発達障害専門外来を開設し、成人の発達障害の診療を本格的に始めてから15年が経過しました。２０１３年以降は、公益財団法人神経研究所の理事長を兼任し、同法人附属の晴和病院（現在は新築中につき小石川東京病院）においても、烏山病院の〝支店〟のような形で、同様の外来とデイケアを行っています。

どちらの外来にもいえることですが、患者さんは東京近郊に限らず、全国からやって来ます。それは、それだけ多くの人が、身近な場所に発達障害を診断してもらえる医療機関を見つけられないでいるということ、そして、その人たちのなかに、専門外来のある東京の医療機関まで時間とコストをかけて行ってでも受診したいという強い意志のある人が少なからずいることの証しだと受け止めています。

そこで、遠方から受診する患者さんの負担をできるだけ軽減できないかと、晴和病院では、初診から検査、診断、治療方針の決定までを2週間の入院で、一度に済ませられる検査入院パッケージを開設しました。本来、検査の実施や診断結果の伝達のために、患者さんには頻回に足を運んでもらわなくてはならないのですが、遠方から受診する患者さんには、相当の不便をかけることになるため、こうした入院パッケージを考案したのです。この検査入院パッケージは評判が良く、多くの患者さんにご利用いただいています。

このように、さまざまな事情を抱える患者さんの要望に、こまやかに対応できるようなサービスを展開することも、医療を提供する者の使命だと考えています。手探り状態で外来をスタートさせてから、さまざまな患者さんとお会いし、診療を重ねていくなかで、患者さんや家族がどのようなニーズをもっているのかということが少しずつ明らかになり、サービスの充実を図ることができるようになってきました。

受診者数でみると、この15年間で、烏山病院では7000人以上の外来患者を診察し、晴和病院でも、2000人以上の外来患者を受け入れてきました。

ここ数年は、開設当初と比較すれば受診者の数はやや落ち着いてきましたが、それでも、すべての診療予約を希望通り受けることは難しく、診療しきれなかった患者さんが毎月のように積み残されています。この2施設で発達障害患者の受診枠はかなり広げてきたつもりですが、それでもまだまだ需要に追いついていないのが実情です。

実際、当院で予約が取れない患者さんのなかには、他の医療機関の発達障害外来を受診している方も少なくありません。その数も合わせれば、日本全国で相当数の患者さんがいると考えられます。ある推計によれば、大人になってから発達障害とわかる人は、１００万人を超えるともいわれています。

メディアによって火がついた

「自分が（家族が）発達障害ではないか」と感じて、医療機関に足を運ぼうと思い立つ人が、なぜこれほど増え続けているのでしょうか。

発達障害専門外来を立ち上げたあと、私は発達障害関連の一般書を3冊執筆しました。その本に目をとめて、受診してみようと思われた方もいるかもしれません。しかし、最も大きなきっかけになったのは、2012年にNHKで放送されたテレビ番組（NHK『あさイチ』2012年7月2日放送）ではないかと思います。その番組では、子どもだけでなく、大人についても発達障害の診断数が増えていることをテーマに取り上げ、何人かの当事者を取材し、発達障害の実態を紹介しました。取材を受けた人は、すべて私が診ているASDの患者さんでした。彼らに職場でのつまずきや家族とのトラブルなどの体験について語ってもらったり、母親に子どもの頃の様子について振り返ってもらったりした内容を、本人の許可を得たうえで放送したものでした。

番組内に登場した、当時30代半ばのひきこもり状態だった男性は、医療関係の仕事に就いていましたが、同僚との会話がスムーズにできないために、社内での人間関係に支障をきたし、転職を繰り返していたことを自ら率直に語っていました。

取材を受けていたASDの人たちを見て印象に残ったのは、彼らが良い意味でも悪い意味でも〝素直〟であり、自分をよく見せようとすることもなければ、逆に控えめに見せようとすることもないという点です。一般的に、障害をもった人がテレビの取材を受けたときは、名前を仮名にしたり、顔にモザイクをかけたりして、本人とわからないように放送するものですが、このとき登場したASDの当事者たちのなかで顔を隠している人は一人もいませんでした。話すときも、ありのまま、思ったままを、オブラートにくるんだりすることなく、ストレートに言葉にしています。彼らの口から語られる、作り物ではない、リアルな発達障害の真実が、この番組を見た視聴者の心に響いたことは間違いないでしょう。

この番組が放送されて以降、「大人の発達障害」が話題になり、いろいろなメディアが「大人の発達障害」をテーマに取り上げるようになりました。その結果、「発達障害」という言葉そのものも、広く一般の人たちの間で知られるようになったのだと思います。

そして、それと時を同じくして、受診希望者がますます増え始めました。「うちの子に似ている」「知り合いに同じような人がいる」「自分もそうではないか」と感じた人たちが、我も我もと発達障害専門外来に足を運ぶようになりました。

ですから、大人の発達障害の人が純粋に〝増えた〟というよりも、それまでは何が原因でそのような行動特性を示すのかわからなかった、ちょっと風変わりな大人の人たちが「発達障害」という障害の存在を知ったことで、「変わった行動特性の原因は発達障害にあるのかもしれない」と考えるようになった、という見方が正しいのではないでしょうか。〝患者数が増えた〟のではなく、〝発達障害ではないかと疑いをもつ人の数が増えた〟ということです。

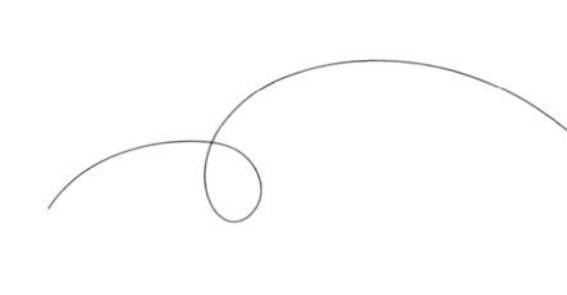

発達障害の過剰診断と過少診断

〝コミュ障〟＝発達障害？

医療に携わる者の目から見て、「発達障害」がより多くの人に理解されるようになることと自体は、喜ばしいことだといえます。しかし、社会での認知が広がるにつれ、「発達障害」という言葉が独り歩きを始め、どうかすると、脇道に逸れてしまいかねない状況が散見されるようになりました。

発達障害という名称は知っているけれど、その実態や特性を正しく理解していない人たちが、自分の周りのちょっと空気の読めない人や、いわゆる〝コミュ障〟の人、ちょっと自己中心的な人に、片っ端から「発達障害」というレッテルを貼るようになり、「発達障害だからあの人は社会に適応できないのだ」と納得するようになったのです。その結果、現代に特有のコミュニケーションや人づきあいの課題を、〝発達障害の問題〟として片づけようとする風潮が広がり始めました。

そうした状況のなかで、社会でコミュニケーション上の問題を抱え、悩んでいる本人や、その様子を見ている家族などが、「発達障害ではないか」と専門外来を訪れるようになってきたのです。確かに、コミュニケーションがうまくとれない原因のひとつに発達障害の特性が関わっている場合もありますが、全体数からいえば、発達障害が原因の〝コミュ障〟の人はおそらく限定的であり、大半の人たちは発達障害ではないでしょう。

実際、「私は発達障害だと思います」と言って専門外来を受診する患者を、発達障害の専門医が診断した結果、「発達障害ではない」とわかる人が続々と現れるといった現象も起きています。私の外来では、訪れる患者のうちの半数以上が発達障害ではありません。しかし、発達障害をよく知らない医師であれば、患者の訴えを鵜呑みにして、発達障害と診断してしまうかもしれません。いま、医療現場で問題になっているのは、そうした発達障害の過剰診断なのです。

人づきあいに悩み、「自分は発達障害ではないか」と思い込んでいる人たちの多くは、他人とコミュニケーションがうまくとれない原因が、自分の社会的知識や社会経験の不足、コミュニケーションスキルのつたなさにあるということを認めたくなくて、「発達障害という病気が原因であってほしい」と考えているように見えます。そうした人たちが、「自分に非はない」ことを証明してもらうために、発達障害専門外来の門を叩くのではないか。私にはそのように思えてならないのです。

医師でも把握しきれない障害

自分の心身の問題に関心をもって受診した人たちの半数以上が、実際には障害ではないという現実が、いったい何を示唆しているのか。問題の背景に何があるのか。そのことを、臨床医として考えないわけにはいきません。

背景のひとつに考えられることとして、この社会に、集団生活になじめない人、人とうまくコミュニケーションがとれない人が相当数おり、その人たちが問題を解決できないまま日々悩んでいるという実態があげられるでしょう。自分が社会にうまく適応できない理由がわからず、最近注目され始めてきた「発達障害」と結びつけて考えたくなる人が、少なからずいるということではないでしょうか。

そして、背景のもうひとつに考えられることは、「発達障害」という障害名が広く知られるようになったものの、その実像を正しく把握している人はまだ少なく、多くの人が発達障害について偏ったイメージをもっているということだと思います。発達障害がどのような障害かよくわからないまま、表面的あるいは部分的に、発達障害の特性と自分（家族）の特徴に共通性を見いだして、安直に「自分（家族）もそうではないか」と思い込んでしまっているのでしょう。

ただし、一般の人たちがそのように誤解をしてしまうのも無理はありません。なぜなら、発達障害を本当の意味で正しく理解することは、医療の専門家である医師にとってさえ至難の業だからです。私自身、長らく発達障害を診断してきていますが、この間、多くの患者さんと接していくなかで、発達障害の診断基準に照らして、すぐに診断をつけることができないケースを数多く見てきました。発達障害には、それぞれ特有の症状や傾向があるのですが、すべての患者が典型例というわけではありません。

発達障害の特性はあまりにも多彩なため、同じＡＳＤの患者であっても、一人一人の特徴はまちまちで、同じ障害名で括ることが難しい事例もあります。特に、複数の発達障害を併存しているケースでは、現れている症状がどの障害に端を発したものか見極めにくい場合もあります。

また、別の医療機関で「発達障害」という診断をもらっているにもかかわらず、私のもとを訪れ、詳細な問診や検査を行った結果、「発達障害ではない」とわかる人も少なくありません。現実に、発達障害を正しく診断できていない医師もいるということです。言い換えると、それくらい発達障害の診断は難しいのです。

もともと過少診断されやすい障害だった

医師にとっても把握しづらい障害だからこそ、過剰診断が起こってしまうのですが、逆に、過少診断が起こりやすい一面もあります。

そもそも、発達障害がいまほど知られていなかった10年前、20年前は、発達障害はかなり見過ごされてきたと考えられます。「発達障害」が医師に広く理解されていなかったことが最大の原因ですが、多少知識のある医師でも、発達障害を子どもの障害と考えていたために、大人に発達障害の診断を下すことがまだ一般的ではありませんでした。

また、表面的に現れている症状だけを見ると、他の精神疾患と似通って見える症例もあり、誤診につながっていたケースも少なからずあったと考えられます。

臨床の場で、大人になってから発達障害が明らかになるケースが想定できていないと、発達障害が見過ごされ、別の病気と診断されたり、適切なケアや支援が受けられなかったりして、正しい治療に結びつかず、心身の不調や生活上の問題がいつまでも改善されません。このように、従来は、社会に出てからつまずきが明らかになるケースにおいて、医療機関で発達障害と診断されずに見過ごされてしまう過少診断のほうが、むしろ問題視されてきました。

それが、いまや発達障害と診断しすぎてしまう、過剰診断が問題視されるようになっているということは皮肉な話だと感じます。

診断はどのようにつけるのか

大人の発達障害は、一般的には精神科や心療内科を標榜する医療機関を受診して診断をつけてもらいます。しかし、成人の患者を診る精神科の医師のなかには、発達障害についてあまり詳しくない医師もいるため、発達障害の診断や治療を専門的に行っている医療機関かどうかを、あらかじめ調べたうえで受診することをおすすめします。

発達障害を専門的に診ている医療機関は非常に少なく、お住まいの近くに見つかるとは限りません。そのうえ、烏山病院や晴和病院のように、専門外来のある医療機関の場合でも、何か月も先まで予約が埋まっているケースがほとんどです。長期間待たなければならないことは覚悟のうえで予約を取ることになると思います。

さらに、受診後、簡単に診断がつくわけではないということも、ご理解をいただく必要があります。発達障害の診断は、専門の医師であっても簡単にはつけられないケースが少なくないからです。参考までに、晴和病院の検査入院で実施している、検査項目を紹介します（94ページ）。

基本検査セットに含まれる、「WAIS－Ⅲ／Ⅳ」は、成人向けの知能検査であり、言語力、計算力、記憶力などの知的能力を調べるものです。この検査では、一般人口（全人口）と比較した知能指数（IQ）もわかります。

また、「PARS」は当事者の親に面談形式で質問をし、当事者の幼少期から現在までのASDの傾向を評価する検査であり、「AQ」は本人を対象とした、自己記入式でAS

- **・基本検査セット**
WAIS-III/IV…知的能力
バウムテスト…自己の投影
P-Fスタディ…アグレッション
SCT…パーソナリティ特徴
TEG…性格傾向
PARS…幼少期・現在のASD傾向
AQ…自己記入のASD傾向
- **・入院中の様子**
入院中の病棟での様子
デイケア参加時の様子
- **・心理面接**
詳細な生育歴聴取
- **・専門の検査**
睡眠検査（PSG+MSLT）

ASD（より詳細に検査）

Vineland-II　ADOS-2
社会常識テスト　SP
MSPA　VPTA

ADHD（注意集中・記憶・遂行機能）

CAARS　WCST
CAT　WMS-R

他の精神疾患

MMPI　ロールシャッハテスト
BACS　内田クレペリン
風景構成法

晴和病院の検査入院で行う項目

Dの傾向を評価する検査です。

発達障害のある人のなかには、睡眠障害（過眠症）を訴える人も多いため、夜間睡眠の状態や日中の眠気の原因などを調べる睡眠検査も行います。

さらに、発達障害のなかのASDの傾向が強いのか、ADHDの傾向が強いのか、その他の精神疾患との合併はないかといったことを調べたり、似た症状を示す疾患との鑑別のための検査も行ったりします。

検査だけではなく、本人や親への問診、診察室内での様子など、さまざまな情報を総合し、診断基準に照らしたうえで、発達障害であるかどうかを診断します。

診断といっても、風邪やインフルエンザと

は異なり、その日のうちにあっさりと確定診断がつくものではありません。本人の特性を踏まえると明らかに発達障害と考えられるものの、診断基準を完全には満たさない例や、似た症状を示す別の疾患との鑑別が困難な例もあります。

こうしたケースでは、ある程度時間をかけて問診や観察を重ねながら、慎重に診断を行うことになります。

発達障害には「家族性」がある

発達障害の診断について、ひとつ言及しておきたいことがあります。それは、「家族性」の問題です。「うちの子どもは発達障害ではないでしょうか？」とわが子を連れてきた母親を見ていると、子どもと似たような特性を持ち合わせていることに気づくことがよくあります。その場合、大抵、親も発達障害の傾向をもっていることが明らかになります。子どもの診断がついてから、実は親もそうだったことがわかるケースは少なくありません。

その親もまた、発達障害の子どもと同じように、社会生活を送るなかで違和感を覚え、生きづらさを感じながら人生を送ってきたのだろうと想像します。発達障害特有の行動特性のために、いわれのない不当な扱いを受けたり、集団生活のなかで居心地の悪さを感じたりしつつ、どこかで社会と折り合いをつけながら過ごしてこられたのでしょう。

発達障害の発症には、なんらかの遺伝子が関わっていると考えられており、同じ遺伝子をもっている者同士であれば、ともに発達障害である可能性は否定できません。実際、ASDやADHDが同一家系内に複数いることが多いのは、よく知られている事実です。発達障害の当事者に子どもができれば、その子も発達障害になる確率は、発達障害ではない人の子どもよりは明らかに高くなります。

障害のある子どもをもつことには、確かに、さまざまな負担が伴います。しかし、発達障害という〝障害〟をどう認識するかで、そのとらえ方も変わってくるのではないでしょうか。発達障害のなかでも、たとえば、重い知的障害を伴う自閉症の場合、その子どもには手厚いケアやサポートが必要になりますから、家族の心身の負担が相当に重くなることは避けられません。

また、精神科で診る代表的な疾患のひとつである「統合失調症」の場合、進行性の病気であり、意欲が低下し感情表現が困難になって、社会生活機能が低下していくことから、家族のサポートもその変化に応じて難しくなっていきます。

これらの障害や疾患と比較して、知的障害を伴わないASDやADHDなどの発達障害は、社会生活を維持することが可能であるだけでなく、その特性上、得意不得意の格差が大きいため、並外れて苦手なことがある反面、突出して秀でた能力を持ち合わせている場合もあります。その代表例といえるのが、「サヴァン症候群」です。

「サヴァン症候群」は、もともと、重度の知的障害をもつ人の一部に、特定の分野において突出した能力を発揮する例があることが見いだされており、その能力（症状）に名づけたものです。

具体的には、何年も前、何年も先の日付の曜日がすぐに導き出せる、膨大なページ数の本を1回読み通しただけですべて暗記できる、一度聞いただけの長い曲を最初から最後まで間違えずに演奏できる、一瞬目にしただけの景色を写真のように精細に描き起こすことができるといった能力です。こうした能力が、ASDの人に多くみられることが知られているのです。

「サヴァン症候群」ではないとしても、ASDの人のなかには、すぐれた記憶力をもっている人、高い計算力をもっている人、独創的な絵を描く人や素晴らしい表現力で楽器を演奏する人など、多彩な才能の持ち主が少なくありません。こうした人並み外れた才能を社会のなかで生かすことができるとすれば、発達障害をもって生まれることは、一概に〝不幸なこと〟とはいえません。

確かに、日本社会の現状をみると、どんな場所においても発達障害の人たちが温かく迎え入れられる環境が整っているとはいいがたいですが、彼らに適切なサポートを提供することができれば、その能力を発揮して、社会で生きていく道は見つかるに違いないでしょう。ですから、発達障害に「家族性」があるということが、その親族に不幸をもたらすといった偏見はもたないでほしいと強く思います。

最近は、生まれつき高い知能や記憶力、独創性をもつ「ギフテッド」と呼ばれる子どもたちに、その才能を最大限伸ばすための「ギフテッド教育」を行う教育機関も増えていきます。10年前、20年前と比べれば、発達障害の人が社会に受け入れられやすくなってきていますし、発達障害に対するネガティブなイメージもかなり小さくなっていると感じています。

今後は、発達障害のある人に関わる家族、医療者、教育者など、さまざまな人たちが当事者の能力や資質を見極めて、その人が社会で自らの能力を生かして、豊かな人生が歩めるような支援をしていく体制づくりが、よりいっそう求められていくといえるでしょう。

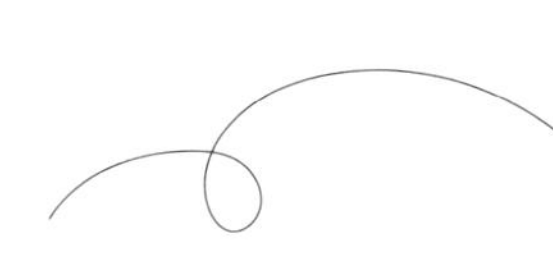

発達障害と似て見える疾患

他の障害との鑑別診断の難しさ

発達障害が、専門医であっても正確に診断することが困難なのは、表面上の症状（特性）だけに着目すると、似て見える精神疾患や精神障害があるからです。発達障害のことをあまりよく理解していない医師の場合、似ている症状を示す他の疾患と間違えて診断してしまうケースもあります。また、発達障害同士も似た特性を持ち合わせているため、鑑別に時間がかかる場合があります。特に、ＡＳＤとＡＤＨＤは鑑別が困難というだけでなく、互いに併存するケースもあるため、それぞれの関係性を正確に見極めるのが難しいこともあります。

統合失調症とＡＳＤ

発達障害と間違われやすい精神疾患・精神障害がいくつかあります。そのなかでも特に、ＡＳＤとの鑑別が難しい疾患の筆頭にあげられるのが「統合失調症」です。統合失調症は、主に青年期に発症する精神疾患で、考えがまとまりづらくなり、気分や行動に異変が生じ始め、日常生活や人間関係にも支障をきたす病気です。

最もよく知られている症状が幻覚（幻聴）と妄想です。周りの人が自分の悪口を言っているような気がして、被害妄想を引き起こし、他人に攻撃的な行動をとることがあります。また、思考がまとまらないため、突飛なことや支離滅裂なことを話して、人とコミュニケーションがうまくとれなくなります。さらに、しだいに感情表現が乏しくなり、意欲も低下して、他人との関わりを避けるようになっていきます。

統合失調症のこうした症状が、ＡＳＤの特性と部分的に似て見えることがあるのです。たとえば、ＡＳＤの人は、過去のつらい出来事が突然フラッシュバックして思い出され、感情的な言動をとってしまうことがありますが、その症状は統合失調症の幻覚や妄想と似ています。

また、ASDの人は、他者への関心が薄く、人と積極的にコミュニケーションをとろうとしないため、感情表現も控えめなことが多いといえます。その様子が、感情の起伏が乏しい統合失調症の症状と似て見える場合があるのです。

このように、統合失調症とASDは断片的な症状だけを見ると、似ているように思えるのですが、決定的に異なる点があります。それは、〝自分と他者〟のとらえ方です。統合失調症は、〝自我の障害〟ともいわれ、自分と他人の境界線がはっきりせず、他人の影響を受けやすくなり、自分が誰かからコントロールされていると考えるようになります。つまり、他人のことを必要以上に意識するのです。一方、ASDの人は、他人に関心がなく、自分が人からどう見られるか、どう思われるかをまったく気にしません。自己と他者の関係性という点で両者を比較すると、正反対と言っても過言ではないのです。

なぜ幻覚や妄想のような症状が生じたり、感情表現が乏しかったりするのか。そのベースにある障害の本質を注意深く見極めなければ、両者の鑑別が難しくなり、誤診が生じてしまいかねないということです。

統合失調症とASDの鑑別についていえば、統合失調症は青年期以降に発症し、症状は徐々に進行していきますが、ＡＳＤは生まれつきの障害であり、進行性のものではないという違いもあります。問診で子どもの頃の様子を親などから聞き取れば、その違いは明確になるはずです。

強迫性障害とＡＳＤ

「強迫性障害」も、ＡＳＤと間違えられやすい疾患のひとつです。強迫性障害は、非常に強い不安感や不快感（強迫観念）をもつことにより、その不安や不快を打ち消そうとする行動（強迫行為）を繰り返してしまう障害です。

たとえば、外出時に玄関を施錠したのに、本当に施錠したかどうかが気になり、家に戻って確認するという行為を何度も繰り返し、会社に遅刻してしまうといった状況が起こります。また、外から帰ってきて手を洗うとき、汚れやばい菌が十分落ちていないような気がして、何十回も手洗いを繰り返したり、長時間手を洗い続けたりしてしまうのです。

このような「強迫行為」を、本人も無意味で馬鹿馬鹿しいことだと理解しています。しかし、それでもやめられないのが強迫性障害です。

実は、こうした強迫行為が、ＡＳＤの人の〝こだわり行動〟と似て見えることがあります。ＡＳＤの人は変化や変更を嫌い、同じことを繰り返したり、同じ方法をとることを好んだりする傾向があります。たとえば、ＡＳＤの人のなかにも、長い時間かけて手を洗い続ける人がいます。ただし、この場合は、汚れが落ちていないような不安に駆られているのではありません。自分で決めた手洗いの手順があり、その手順通りにやらないと気が済まないのです。つまり、手の汚れではなく、手順にこだわっているということです。

ですから、ＡＳＤの人の場合、「食事の支度ができているから、今日は手洗いを早めに済ませよう」というような臨機応変な対応ができません。状況に応じて、手順を変えたり、時間を短縮させたりすることが難しいのです。そうした〝こだわり行動〟が、傍目には、強迫行為と似て見えてしまう場合があります。

しかし、両者の違いははっきりしています。強迫性障害の人は、自分でもやめたいけれどやめられないのですが、ＡＳＤの人はやめる気などさらさらありません。ＡＳＤの人にとって〝こだわり行動〟は、意味のある行動であり、やめる理由がないからです。

社交不安障害とＡＳＤ

「社交不安障害」は、かつてよく話題にされた〝対人恐怖症〟とほぼ同義で、自分が他人からどう見られるか、どう思われるかを過度に心配することで、人と会ったり、人前に出たりするたびに、動悸や発汗、震え、パニック発作などの症状が生じる疾患です。こうした症状が繰り返し起こることで日常生活に支障をきたし、症状を避けようとして、人と会うことを避けたり、外出をしなくなったりするようになります。

社交場面を避けようとする社交不安障害の症状が、他者と積極的にコミュニケーションをとろうとしないＡＳＤの症状と似て見える場合があります。確かに、他人との関わりを避けようとする症状だけに着目すると、両者は似ているのですが、その本質はまったく異なっています。

社交不安障害の場合、人からどう見られるかを気にしすぎるために人づきあいができなくなるものであり、過剰な自意識がベースにあります。これに対し、ＡＳＤは、むしろ自意識がなさすぎるといってもよく、人からどう見られるかがまったく気にならず、他人に関心が向かないのが特徴といえます。障害の根底にある心理は正反対といってもよいでしょう。

また、社交不安障害が、他者を意識し始める思春期頃から発症し始めるのに対し、ASDは生まれつきの障害であり、幼少の頃から他者への無関心が顕著です。発症のタイミングを振り返ることも、両者の鑑別の重要なポイントになります。

パーソナリティ障害とASD

「パーソナリティ」とは、その人が長年もち続けている考え方や認知、対人関係などのパターンのことで、「人格」や「人柄」とほぼ同じ意味です。

「パーソナリティ障害」とは、大多数の人の平均的なものの考え方や感じ方、行動からみて、著しく偏った考え方や行動をとってしまう障害で、そのことにより社会不適応が生じ、本人のみならず、周りの人たちも巻き込まれてつらい思いをすることになります。パーソナリティ障害になりやすい素因をもっている人が幼少期から思春期にかけて受けた、いじめや虐待、ネグレクトなどの経験がもととなり、偏った考え方や自己像をもつようになり、人との関わり方が不安定になってしまい、発症に至るケースが多くみられます。
パーソナリティ障害は、その傾向から次の3つに大別されます。

- **変わり者タイプ** ……奇異な考えにとらわれたり、ひきこもりがちになったりする。
- **巻き込みタイプ** ……自己像が不安定で、周囲の人を振り回す。
- **マイナス思考タイプ** ……不安感や恐怖感にとらわれやすく、周囲の目を気にし、自己評価を低下させやすい。

このうち、ＡＳＤと似た症状を示すのは、「変わり者タイプ」と「巻き込みタイプ」です。変わり者タイプのなかには、他者に対して無関心で一人でいることを好み、感情表現も乏しい特徴をもつ人がいます。こうした症状がアスペルガー症候群と似て見えることがあります。

しかし、パーソナリティ障害の変わり者タイプの人は、幼少期に親や養育者が親密な関わりをもってくれなかったことが原因となっているケースが多く、人との心温まる交流を知らないがゆえに、他者への関心が希薄になってしまうと考えられます。一方、ＡＳＤは生まれつきの障害であり、養育環境が原因で発症することはありません。

また、パーソナリティ障害の巻き込みタイプでは、自分が信じたいと思った相手に対する強い「見捨てられ不安」が生じ、その人のささいな行動（約束の時間に数分遅れてしまうなど）で不安が募り、激怒したり、パニックになったりします。信じたい相手に激しくのめり込んだかと思うと、小さなきっかけで幻滅を感じ、突然関係性を断ち切るといった極端な行為を繰り返す傾向があり、やがて、誰も信じられなくなり、人との交流を避けるようになります。このような状態が、対人関係に消極的なＡＳＤと似通って見えるのです。

しかし、巻き込みタイプも幼少期に親や養育者から十分な愛情を与えてもらえなかったことが原因で発症するケースが多く、生まれつきの障害であるＡＳＤとは異なっています。また、巻き込みタイプの場合、特定の相手や関係性において症状が現れるのが特徴的で、別の相手とは当たり障りのない関係性を維持することができます。

その点、ＡＳＤの人は、相手によって態度やつきあい方を変えることはしません。状況や場面、相手にかかわらず、同じような行動特性がみられるのが発達障害の特徴のひとつです。したがって、相手によって態度が変わったり、家庭と会社で別人のように振る舞ったりする場合は、ＡＳＤではありません。

ＰＴＳＤとＡＳＤ

「ＰＴＳＤ」は、日本語では「心的外傷後ストレス障害」と訳されます。戦争や災害、事故、犯罪などによって、生命を脅かされるほど怖い思い、つらい思いをした体験がトラウマ（心の傷）となり、その記憶が何か月も、あるいは何年も経ってから突然よみがえる「フラッシュバック」が生じ、精神が不安定になり、警戒心が過剰に強くなったり、動悸がしたり、不眠になったりといった心身症状が現れます。

ＡＳＤの人も、これと似た「フラッシュバック」が生じることがあります。何の前触れもなく、突然過去のつらい体験や嫌な思い出が、あたかも目の前で起こっているかのように鮮明によみがえってきます。その結果、不安や緊張、恐怖といった激しい感情が湧き起こることがあります。

ＰＴＳＤでは、トラウマと関わりのある場所や人、状況を回避しようとする反応が起こりやすく、その経験を思い出して衝撃を受けたり、つらい思いをしたりしたくないという防衛反応から、経験自体を忘れてしまったり、感情を麻痺させて無反応・無表情になってしまったりする人もいます。ASDの人も、感情表現が乏しく、無反応・無表情に見えることがあり、PTSDと似て見えるケースがあります。

PTSDとASDは、トラウマとなるような、生命の危険を感じるほどの衝撃的な出来事を過去に体験しているかどうかで見極めます。しかし、どちらの「フラッシュバック」も、脳のなかで起きている反応は同じようなメカニズムではないかと考えられます。その点を踏まえると、ASDの人は、そうでない人と比べてPTSDになりやすい可能性があるかもしれません。

ひきこもりと発達障害

「ひきこもり」とは、障害や病気の名称ではありません。厚生労働省では、ひきこもりを、「仕事や学校に行かず、かつ家族以外の人と交流せずに6か月以上自宅に引きこもっている状態」と定義しています。つまり、原因にかかわらず、家族以外の人と関わりをもたずに家のなかに長期間閉じこもっている状態を「ひきこもり」というのです。

近年の内閣府の調査では、15〜39歳のひきこもりは54万人、40〜64歳のひきこもりは61

万人と推計されています。若者と中高年を合わせると、全国で100万人以上のひきこもりの人がいるということです。

こうしたひきこもりの多くに、発達障害が関わっているのではないかと考えている人が少なくないようです。特に、ASDの人たちは、人と積極的に関わろうという意識がなく、コミュニケーションスキルも乏しいために、社会活動になじみにくい傾向があり、ひきこもりになりやすいと思われがちなのです。

実際、ASDのなかにひきこもりの人が一定数いることは否定できないと思います。ですが、だからといって、「ひきこもり＝ASD」あるいは「ひきこもり＝発達障害」ということにはなりません。

そもそも、ひきこもっているすべての人が、なんらかの精神障害をもっているわけではないということを踏まえる必要があります。

きちんと調べたわけではないので断言はできませんが、私の印象では、ひきこもり全体の3分の1は障害や病気とはまったく関係のない人たち、もう3分の1は社交不安障害の人たち、残りの3分の1が社交不安障害以外の統合失調症やうつ病、発達障害などの精神疾患・精神障害を抱えた人たちとみています。ASDの人は最後の3分の1のグループに含まれますが、さらにASDに限れば、その割合はもっと小さくなり、ひきこもり全体の1割にも満たないのではないかと考えられます。

ひとつめと2つめのグループの人たち、すなわち、社交不安障害を除いた精神障害が関わっていないタイプのひきこもりの人たちの大半は、「本当はひきこもりたくない」「できれば社会に出て活躍したい」と思っている人です。不都合な状況や環境により、あるいは不安が強いために外に行きたくても行けず、他人と関わりたくても関われず、否応なくひきこもっているのだと思います。

しかし、ASDの人の場合、人と関わりたいと思っていないし、社会に出て活躍し、いろんな人たちから認められたいとも考えていません。部屋にこもって、自分の趣味や関心事に、誰にもじゃまされずに没頭していられることが幸せなのです。一見すると、どちらも同じ「ひきこもり」ととらえられますが、本人の意図に反してしかたなく家にこもっている人と、自ら望んで家のなかにいる人では、事情は大きく異なります。

ところが、そうした背景をよく知らない多くの人は、どちらも〝家に閉じこもって社会に出られない気の毒な人たち〟という見方をしてしまいがちです。ひきこもっている背景に何があるのかを個別によく見極め、全員を同じように扱って一律の支援をしてしまわないことが重要です。

第3章

あらためて「発達障害」とは？

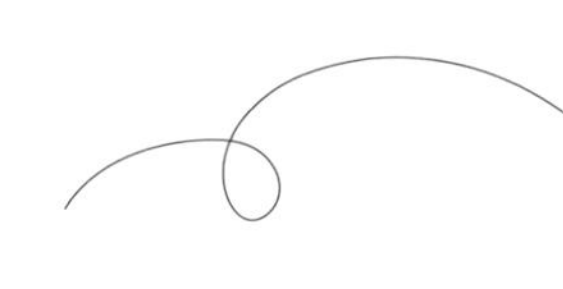

発達障害の子どもは80万人いる？

「発達障害」が注目されたきっかけ

大人の発達障害が注目されるようになったのは2012年頃のことですが、「発達障害」そのものは、もっと以前から着目されていました。

発端は2000年頃で、そこには、教育現場でのいわゆる〝学級崩壊〟や〝小1プロブレム〟が社会問題化し始めたことが関与しています。その頃、小学校の教室で教師が児童を指導・管理しきれず、集団教育の機能が成り立たなくなってしまう状況が散見されるようになり、その原因のひとつとして、指導が届きにくく、集団になじみにくい発達障害の子どもの存在がフォーカスされるようになったのです。

危機感をもった文部科学省が実態を把握するために、２００２年に公立小中学校の通常学級の児童生徒を対象に行った調査で、「知的発達に遅れはないものの、学習面や行動面で著しい困難を示す」とされた子どもが全体の６・３％いることが明らかになりました。この「知的発達に遅れはないものの、学習面や行動面で著しい困難を示す」子どもが、ＡＳＤ、ＡＤＨＤ、ＳＬＤなどの発達障害を抱えている可能性がある子どもです。

調査結果が公表されたとき、６・３％という数字が予想以上に大きかったことから、社会に大きなインパクトを与えました。そして、そうした困難を抱える子どもに、教育現場で特別な配慮や支援を行う必要があると考えられるようになったのです。こうして、発達障害者への支援の法制化が着手され、２００４年の発達障害者支援法制定、２００５年の同法施行へとつながります。

もっとも、文部科学省の調査は、教師の目から見て、教育現場において困難を示しているとみられる子どもの数をカウントしたものにすぎません。その数字がそのまま発達障害児の数にはならないことは、しっかり踏まえておく必要があります。

この調査は、担任教師が質問項目に沿って回答する方法がとられており、医師の診断や発達障害に詳しい専門家の判断は反映されていません。発達障害ではない子どもが教師の目には発達障害のように見えてしまっている可能性がある反面、子どもの真の困難に教師が気づかず、発達障害が見落とされていることもあり得ます。あくまで、発達障害の可能性がある子どもの実態を知るうえでの参考値ととらえるべきでしょう。

2022年の調査では8・8%の在籍率

発達障害者支援法の制定以降、さらに、発達障害を含む、あらゆる障害のある子どもの自立支援に取り組む観点から、一人一人の教育的ニーズを把握し、生活上・学習上の困難を改善し、適切な指導・支援を行う「特別支援教育」が制度化されました。

そして、これを教育現場に導入するために、2006年に学校教育法が改定され、障害のある子どもを教育制度から排除しないことや、集団教育においても必要に応じて、個人に合理的配慮（教員の確保、設備の整備、教育課程編成や教材の改善など）を提供することなどが定められました。特別支援教育の理念や取り組みは、少しずつではありますが、教育現場に浸透しつつあります。

教育現場では、2007年から特別支援教育を導入し、発達障害のある子どもや、その疑いがある子どもなどに特別な配慮や支援を提供しながら、かつ障害のない子どもとの共生（インクルーシブ教育）も謳ってきました。その実施状況や発達障害のある子どもの実態を把握するために、文部科学省は２０１２年にあらためて、全国の公立小中学校の通常学級の児童生徒を対象に調査を行い、その結果、「知的発達に遅れはないものの、学習面や行動面で著しい困難を示す」子ども、すなわち発達障害の傾向が疑われる子どもは全体の6・5％いることがわかりました。

さらに、10年後の２０２２年、同様の調査を行った結果では、その数値はさらに上昇し、小中学生の8・8％に発達障害が疑われることが明らかになっています。全国の人数に換算すると約80万人に相当し、35人学級でみると、１クラスにつき3人程度の割合になります。

こうした子どもたちの割合が上昇した背景には、発達障害の子どもの数が増えたのではなく、発達障害のある子どもの困難な状況を把握できる教師が増えてきたことに加え、親の側も、発達障害への理解が進み、学校へ相談を持ちかけるケースが増加していることがあるでしょう。子どもの困難に対し、周りの大人が敏感に気づくようになったのだと考えられます。

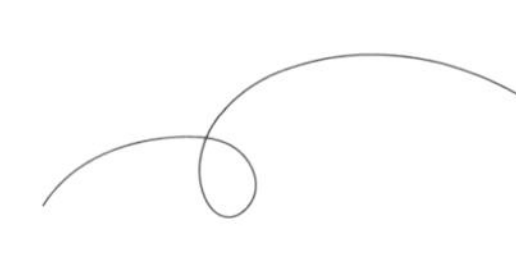

〝障害〟か〝障害でない〟かの線引きは？

「発達障害」には診断基準がある

発達障害であるかどうかを判断することができるのは、基本的には医師です。発達障害に関して信頼のおける医学的な診断基準の代表的なものとして、アメリカ精神医学会（American Psychiatric Association）が定めたＤＳＭ－５（Diagnostic and Statistical Manual of Mental Disorders. Fifth Edition＝精神疾患の分類と診断の手引 第5版）や、ＷＨＯ（世界保健機関）のＩＣＤ－11（International Classification of Diseases＝国際疾病分類 第11版）があります。それぞれ発達障害の診断項目が列挙されており、医師の診察を踏まえたうえで、患者がそれらの項目に該当し、要件が満たされた場合は診断がつくことになります。

たとえば、DSM－5におけるASD（自閉スペクトラム症）の診断基準では、「A：社会的コミュニケーションと社会的相互作用の持続的な障害」と、「B：行動・関心・活動における固定的、反復的なパターン」が発達初期（幼少時）から現れており、その症状によって、社会生活や仕事、学校などの場面で〝重要な障害〟を引き起こしていることが診断の要件となります。

子どもの頃から「A」と「B」に該当する特徴がともにみられ、現在に至るまでに、その行動特性のために、家庭や学校、職場などでトラブルや問題をたびたび起こしたり、本人や周りの人（家族、教師、友人、同僚、上司など）が困難な状況におかれ、生きづらさから日常生活や社会活動に支障をきたすような事態（社会不適応）に陥ってしまったりしているケースであれば、医師がその内容を確認したうえでASDと診断します。

ただし、どの程度の社会不適応であれば〝重要な障害〟とみなされるのか。その判断に明快なラインを引くことはできず、曖昧にならざるを得ません。そこには、本人や周囲の人の感じ方や、医師のとらえ方など、さまざまな人の主観が関わってくるからです。

典型的なASDの特徴を示す患者が存在したとして、本人がどれだけ〝困り感〟を抱え、悩んでいるのか。周囲の人がその患者への対応にどれだけ苦慮しているのか。その受け止め方は人それぞれです。本人や周囲の人たちがＡＳＤの特性を受容し、問題やトラブルを生じさせることなく、社会生活を支障なく営むことができていれば、わざわざ「発達障害」と判定しなくてもよいことになります。

しかし、同じ症状、同じ重症度の患者であっても、本人がつまずきや違和感を覚えていたり、ストレスを感じていたり、周囲の人が対応に困り、家庭や職場でたびたび問題が生じたりして、社会生活に大きな支障をきたしているケースであれば、「発達障害」と診断し、適切な対処法をアドバイスして、患者や周囲の人たちを支援しなければなりません。

このように、発達障害の場合、患者一人一人の症状や重症度の客観的な判定が難しく、〝人の主観〟に頼らざるを得ないことが、この障害を〝とらえどころのない障害〟にしてしまっているように思えます。

〝スペクトラム〟という考え方

ＡＳＤの人の場合は、コミュニケーションをとることが苦手で、他者との共感性が低い一方で、関心の強い分野については研究熱心で、周囲が驚くような成果を上げる能力ももっています。また、ADHDの人も、不注意や落ち着きのなさがあるものの、抜きん出た行動力をもっていたり、ユニークなアイデアを発想する才能に恵まれていたりします。

このように、発達障害の特性がポジティブな評価を受けやすい面も含んでいることから、「障害」というより、「個性」と呼ぶほうがふさわしいのではないかとみる人もいます。そして、発達障害に特有の性質や能力をなんらかの方法で〝矯正〟しようとすることは、その人の才能やアイデンティティを否定することになるのではないかという批判的な見方をする人さえいるのです。

読者の皆さんも自分のことを思い返してみてください。自分にもASD的な要素や、ADHD的な要素が多かれ少なかれあると感じているのではないでしょうか。しかし、ひとつや2つ思い当たる要素があったとしても、それだけでASDやADHDと診断されることはありません。ただ、診断はつかないまでも、ASDっぽさやADHDっぽさをもっている可能性のある人は少なからずいるでしょう。

言い換えると、診断がつく〝正真正銘の発達障害〟と、発達障害の傾向をまったくもたない〝健常者〟が両極にあるとすると、その間には、なんらかの〝発達障害の特徴をもった人〟が存在し、「発達障害色」の濃淡がグラデーションのように切れ目なく続いているということです。

ＡＳＤ（自閉スペクトラム症）という障害名は、まさしくそれを表した名称といえます。「スペクトラム＝連続体」という言葉が表している通り、ＡＳＤという障害は、症状のかなり重い人から、限りなく健常者に近いＡＳＤ的要素をもった人まで、また、ＡＳＤのいくつかの特徴が典型的に現れている人から、それほど現れていない人までが、連続してつながっているという考え方です。

さらに、診断まではつかないけれどＡＳＤ的な特徴をもった人たちが、ＡＳＤの枠の外側にも存在しています。その人たちは一般的に「グレーゾーン」と呼ばれています。この「ＡＳＤ→グレーゾーン→健常者」のつながりも、境界線のない連続体になっており、〝スペクトラム〟であると考えられているのです。ただし、「グレーゾーン」は俗称であり、正式な診断名ではないことは強調しておきたいと思います。

「グレーゾーン」が過剰診断をまねいている

発達障害の診断はつかないものの、その特徴や傾向をもっている「グレーゾーン」という表現が、最近は広く使われています。「発達障害」と言うよりもマイルドな印象を与えるため、「使いやすい」と思われているのかもしれません。「グレーゾーン」という言葉があまりにも安易に使われすぎていることに、発達障害の専門医として懸念を抱いています。「グレーゾーン」という言葉を用いることが、発達障害と似た症状を示す人たちを幅広く拾い上げてしまうことにつながり、結果として、発達障害ではない人を発達障害と診断してしまう、過剰診断をまねいている可能性が否定できないからです。

そもそも、多くの患者に接して診療経験を重ねた専門医でなければ、発達障害を正しく診断することは困難です。経験豊富な医師でさえ、診断がなかなかつけられないことや、長らく患者の観察を続けていくうちに、当初下した診断名を疑い、診断し直すケースすらあります。

それくらい診断が難しい障害なのですが、正しく診断できる医師の絶対数が少なすぎるために、発達障害をよく知らない医師が、症状を訴えてきた患者を安直に「発達障害」と診断したり、診断基準を完全には満たさないから「グレーゾーンだろう」と判断したりしてしまう事態が起きています。

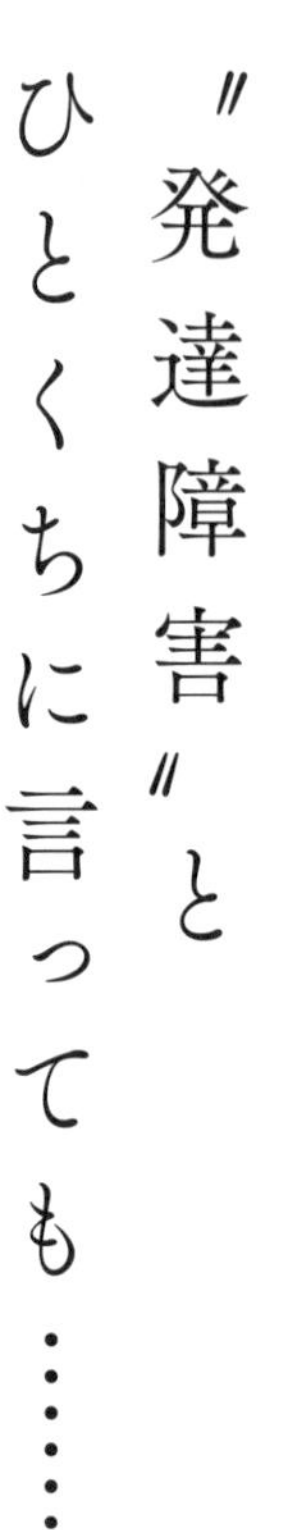

〃発達障害〃とひとくちに言っても……

同じ障害とは思えない多様さがある

本書では、発達障害のなかでも特に、ＡＳＤ（自閉スペクトラム症）を中心に記述しています。そもそも発達障害とは、「生まれつきみられる脳の働き方の違いにより、幼児のうちから行動面や情緒面に特徴のある状態」であり、そのために「養育者が育児の悩みを抱えたり、子ども本人が生きづらさを感じたりする」障害の総称です（厚生労働省「みんなのメンタルヘルス総合サイト」より）。発達障害にはさまざまな異なる特徴の障害が含まれていますが、その代表的なもののひとつがＡＳＤであり、ほかに、ＡＤＨＤ（注意欠如多動症）やＳＬＤ（限局性学習症）があります。

この代表的な3つの障害は、それぞれ互いに重なるところもあります。ここで、ASD、ADHD、SLDの違いについて正しく理解しておきましょう。

ASD(自閉スペクトラム症)の特徴

ASD(自閉スペクトラム症)は、自閉症の仲間の障害(自閉症、高機能自閉症、アスペルガー症候群など)をまとめた総称です。これらの障害に一定の共通性がみられることから個々の障害を区別せず、〝スペクトラム〟(連続体)として大きな括りのなかにまとめることになりました。ASDは人口の1%程度存在していると考えられ、男性に多いのが特徴です。

ASDの特性は主に2つあり、ひとつは「コミュニケーションや対人関係の困難さ」、もうひとつは「こだわりの強さ、興味の偏り」です。コミュニケーションや対人関係の問題は、具体的には、相手の気持ちが読めない、会話のキャッチボールが苦手、曖昧な指示が理解できない、冗談やお世辞が通じない(言えない)、人と視線が合わせられないといったことがあげられます。また、こだわりの強さや興味の偏りとは、具体的には、一度決めたやり方を変えられない、突然の予定変更に対応できない、ルールや規則に厳格すぎる、自説を曲げない（頑固）、興味の対象がかなり限定的といったものです。

基本的には、生真面目で、嘘がつけず、正義感が強い性格なのですが、それは裏を返すと、堅物で融通が利かず、臨機応変な対応力に欠けるともいえます。すなわち、大人社会に適応しにくいタイプなのです。また、アスペルガー症候群の場合は、記憶力にすぐれ、興味のあることについてはのめり込んで研究するマニアックな人が多く、学生時代は成績優秀で、周囲から一目置かれる傾向があります。

なお、これは余談になりますが、ASDの男性は、比較的、〝草食系の優男〟風の人が多いように思います。フェミニンな服装を好む人も少なからずいます。反対に、ASDの女性のなかにも、いわゆる女性らしさを前面に出さない、どちらかというと男性的な格好や振る舞いを好む傾向のある人がいます。

実際、アメリカでは、発達障害のなかでも特にASDの人に、性別への違和感（出生時に割り当てられた性別とジェンダーアイデンティティ〈自分自身の性別の認識〉との食い違いによって生じる不快感や悩み）を覚える人の割合が多いという報告が増えています。性別への違和感がASDという障害となんらかの関連があるのではないかとみている専門家も少なからずおり、私もそのように感じています。しかし、国内外で、さまざまな研究が進められているものの、まだ、ジェンダーとASDとの関連の詳細は明らかにはなっていません。

ADHD（注意欠如多動症）の特徴

ADHD（注意欠如多動症）は、不注意と多動性・衝動性という特性をあわせもっている障害です。人口の3～7％存在していると考えられており、女性よりも男性にやや多くみられます。男性の場合、多動性・衝動性が優位に現れるケースが多く、女性の場合、不注意が優位に現れやすいといわれています。

不注意の特性とは、気が散りやすく集中しづらい、ケアレスミスが多い、飽きっぽい、忘れっぽい、ものをなくしやすいといった傾向のことを指します。多動性・衝動性の特性とは、落ち着きがなく体の一部をいつも動かしている、思い立ったらすぐに行動に移してしまう、相手の話を最後まで聞かずに口をはさむ、衝動買いをしてしまう、無理なことを安請け合いしてしまう、流行に飛びつきやすいといった傾向のことを指します。

ADHDの人は、おしゃべりで人当たりが良く、頭の回転が速くて、気の利いた話で周りの人を引きつける魅力があります。創造性豊かで発想力もあり、組織のなかで目立つ存在になりやすいともいえます。しかし、早合点や勝手な思い込みがもとで失敗することもあり、場合によっては、〝軽率な人〟、〝お調子者〟と見られてしまうこともあります。特に、組織のなかでは、同僚から、「目立ちたがり屋で協調性のない人」と敬遠され、距離をおかれてしまうケースもあります。

SLD（限局性学習症）の特徴

SLD（限局性学習症）とは、従来「学習障害」（LD）と呼ばれていたもので、知的障害がないにもかかわらず、学校での特定の分野の学習に著しい支障をきたす障害です。習得が困難になる学習は、主に、「読み・書き・そろばん」です。複数の分野が困難な場合もあれば、ひとつの分野のみ学習が遅れる場合もあります。

SLDのベースには、「読字障害」「書字障害」「算数障害」という障害があると考えられます。「読字障害」とは文字を読むことにつまずく障害で、本を読むのに非常に時間がかかったり、読み間違いが多かったりします。知能に問題があるわけではないので、誰かに文章を読んで聞かせてもらえれば問題なく内容を理解することはできます。

また、「書字障害」とは文字を書くことにつまずく障害で、見た文字を正しく書き写すことができず、鏡文字になったり、点や線の位置を間違えたりします。「算数障害」とは数を数えたり、計算をしたりすることにつまずく障害です。少ない数にもかかわらず数え間違えたり、一ケタの簡単な計算もできなかったりします（足し算よりも引き算が苦手です）。

ＳＬＤは、小学校入学後に気づかれることが多く、学習環境が整い、本人も努力しているのに学業が振るいません。しかし、すべての学科がダメなわけではなく、特定の科目だけが振るわないため、本人の努力不足と誤解されやすい傾向があります。また、大人になってから問題になりやすいのは「失読症」で、仕事で書類や資料に目を通すのに膨大な時間がかかり、理解が遅れてしまうといった問題が生じます。

なお、教育現場では、ＬＤという「診断名」は非常によく使われていますが、私はかなり「知的障害」と混同されていることが多い印象を持っています。おそらく、知的障害という診断が、親に与える印象を考慮してのことと思われます。実際に大人になっても、「読み・書き・そろばん」のいずれかが特異的にできない「限局性学習症」は、それほど多くはありません。私は、ＳＬＤの大人はほとんどいないと思っていましたが、ごくまれに、まったく一ケタの計算もできない大人の発達障害の患者さんに遭遇し、考えを改めました。

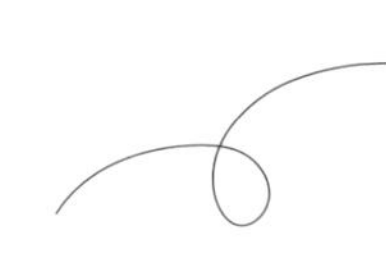

発達障害は生まれつきの障害

いわゆる〝心の病気〟ではない

最近は、大人になってから発達障害とわかる人が増えていることから、発達障害が成長過程におけるなんらかの環境要因によって発症するのではないかと誤解している人もいるようです。子どものケースでも、学校の教室内でトラブルを起こしてしまう子について、「親のしつけがなっていないからだ」「家庭で虐待を受けているのでは？」といった憶測が生まれやすく、当事者親子が周囲の心ない偏見にさらされる事例が少なからずあります。

しかし、発達障害は、生まれつき脳に機能障害があることが原因となって発症することが明らかにされています。親の育て方などの養育環境や、仕事や生活上のストレスが原因で、発達障害を発症することはありません。

発達障害の発症には、関連するいくつかの遺伝子があり、その遺伝子をもっている人は発達障害を発症しやすくなるのではないかと考えられています。その人が生まれる前に、母親の胎内でなんらかの環境要因（化学物質の影響など）を受けることによって、発達障害が発症しやすくなるのではないかという説もあります。しかし、発達障害に関わる遺伝子も、発症を促す胎内の環境要因もまだ、完全には解明されていません。

いずれにせよ、出生後の養育環境や、成長過程における生活環境が原因となって発達障害を発症することはありません。その意味では、いわゆる〝心の病〟とはまったく異なります。

環境が及ぼす影響

では、養育環境や生活環境は、発達障害にまったく関与しないのかというと、そうともいえません。環境を悪化させれば発達障害の特性から生じる社会不適応をさらに悪化させる可能性がありますし、本人にとって望ましい環境を用意することで、社会不適応が軽減される可能性も期待できるからです。

たとえば、ＡＳＤの人のなかで、こだわりの特に強い人の場合、自分の決めたルールや方法を否定されたり、変更を強要されたりすると、混乱してパニック状態になることがあります。ＡＳＤのない定型発達の人であれば、違ったやり方や他人が決めたルールであっても、ある程度臨機応変に対応できるものですが、ＡＳＤの人は、自分の決めたルール以外のルールを妥協して受け入れることがかなり難しく、無理強いされるとパニックになるのです。学校や職場でパニックを起こすと、本人だけでなく、周囲の人も巻き込まれ、疲弊します。

　パニックについては予防が肝心であり、当人がパニックを起こすような状況にならないよう配慮し、環境整備を行うことが不可欠です。周囲の人たちがＡＳＤの特性を理解し、本人が容認できないような状況を事前に回避してくれれば、ＡＳＤの人はパニックを起こしにくくなり、気持ちも安定して過ごすことができます。その結果、学校や職場に適応しやすくなるのです。

　生活環境は発達障害の発症に直接関わることはありませんが、症状や不適応を左右する要因になると考えられています。ＡＳＤの人にとって適切な環境を整えることは、間接的に治療にもつながるということを理解しておく必要があるでしょう。

養育環境と発達障害

念を押しておきますが、養育環境が発達障害の発症に関わることはありません。その前提を踏まえたうえで申し上げますが、養育環境が適切か不適切かによって、発達障害のある子どもの予後が変わる可能性はあると考えられます。適切な養育環境によって、日頃から本人が安心して過ごせることで、心が安定し、不適応が減って、比較的社会になじみやすくなる人もいます。一方、不適切な養育環境は本人の不安や緊張を常に高めることになり、心が不安定になり、不適応を悪化させます。その結果、社会との接触をますます遠ざけることになり、孤立を深めてしまう可能性があります。

では、発達障害のある子どもにとって適切な養育環境とはどのようなものでしょうか。環境を整えるために、特段手の込んだ整備が必要になるわけではありません。大切なことは2つしかありません。ひとつは、発達障害をもつ子どもの特性を認め、受け入れて、その特性を変えようとしないこと。もうひとつは、その子どもの得意なこと、好きなことを見つけ出して、それに没頭できる機会を存分に与え、その能力を伸ばしてあげられるようなサポートをすること。この2点に尽きます。

逆に、不適切な養育環境とは、本人がもちあわせている発達障害の特性を変えよう（定型発達の子どもに近づけよう）として、苦手なことや不得意なことをあげつらい、それらの克服や矯正に取り組ませようとすることです。そのあげくに、子どもが得意なことや好きなことに打ち込む機会を取り上げてしまうことは、ぜひ避けていただきたいと思います。

日本の社会では、子どもの頃から学校教育の場で、他人と同じように振る舞い、仲間と足並みをそろえて協調することが正しいと教え込まれます。人と違った意見を発したり、集団のなかで目立つ行動をとったりすることは、あまり褒められません。そのため、異質な言動をとりがちな発達障害の子どもたちは浮いた存在となり、叱責やいじめを受けやすくなってしまうことになります。そうした経験が積み重なることで、本人自ら他者や社会を遠ざけるようになり、社会参加がますます難しくなってしまうといえます。

また、そうした学校教育にどっぷり浸かってきた親の世代も、同じ価値観から、子どものでこぼこをならして、できるだけ平均的な人間にさせようとしがちです。集団のなかで、他人と同じ行動をとり、同調できるような大人にならなければ、社会になじめないだろうという〝親心〟から、発達障害の子どもを厳しく叱責したり、好きなことに没頭しすぎないように規制をしたりするケースが少なくないのです。

その結果、子どもがストレスやフラストレーションをため込み、安心できる居場所を失い、精神的に追いつめられてしまう事例もあります。そうした事例では、本来、素直で純粋な特性をもっている発達障害の子どもが、自分の思いを受け入れてくれない親を拒絶したり、恨んだりする場合があります。

特に、ASDの特性があると、いわゆる〝親心〟を察することはできません。親が、わが子が大人になったときに苦労しないように、という思いで、子どもの頃から厳しく叱責し、苦手なことを克服させようとし、好きなことだけに没頭させないようにしてきたことを、当事者が大人になってもずっと恨み続け、親が亡くなっても悲しむどころか、むしろ「ホッとした」と言ってはばからないケースもあるのです。

親よりも祖父母に懐きやすい

私の患者さんのなかにも、親（特に母親）を嫌っている人が少なくありません。多くの母親は「そんなことでは大人になってから困る」と言って、周りに合わせるよう口うるさく注意や叱責を繰り返し、あれこれ規制をつくって、何事も当事者の思い通りにやらせてくれないからです。反面、彼らは祖父母に懐く傾向があります。祖父母は、総じて〝孫〟には甘く、本人が多少変わった特性をもっていても、それを寛容に受け入れてくれるからです。

もともと、偏見をもたず、素直で、誰にでもフラットに接することができる発達障害の人は、その特性を周りの人が受け入れ、長所を褒め、温かいまなざしで見守ってあげることができれば、憎めない〝愛されキャラ〟として、多くの人たちに受け止めてもらえる可能性があるといえます。

そうなっている人たちは、やはり、子どもの頃から家庭で寛容に見守られ、厳しい規制や叱責を受けず、多少のことは大目に見てもらいながら、好きなことに専念できる環境を与えられ、伸びやかに育ってきています。

そして、そうしたおおらかな環境で育った人たちのほうが、他人との関わりを肯定的にとらえられるようになり、社会に適応しやすくなる傾向があるように思います。自分の特性が否定されず、周囲の人たちに受け入れられ、認められる経験が、周囲の人や社会と接点をもつことへの抵抗を和らげることにつながるのではないでしょうか。

しかし、そのことは、おそらく、発達障害の有無に関係なく、人間誰にでもいえることだと思います。幼い頃から、自分を認めてくれる大人が周りにいて、好きなことに打ち込む機会が約束されることは、すべての人にとって幸せだといえるでしょう。

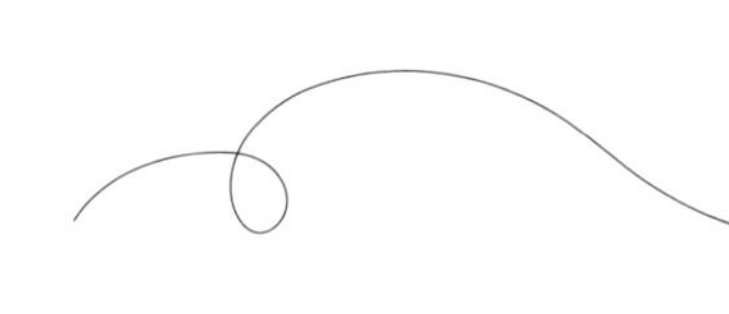

発達障害周辺のさまざまな障害

社会不適応からくる心身の不調

発達障害のある人は、他人に合わせようという発想がなく、集団活動に参加せずに、自分の関心事ややりたいことを優先させようとする傾向があります。そのこと自体が、傍から見ると〝自己チューな性格〟ですから、「わがまま」「自分勝手」といった非難を受けることが多く、疎まれたり、仕事や学業で低い評価しかもらえなかったりするケースも少なくありません。

ほかにも、あいさつができない、暗黙の了解がわからない、組織の上下関係が理解できないといった問題のために、「常識がない人」「失礼な人」といった見方もされがちです。

その結果、しだいに周りの人たちが距離をおくようになり、冷ややかな扱いを受けたり、嫌がらせをされたりして、職場やコミュニティに居づらくなっていきます。

多くの人は、「それなら周囲の人からそう思われないように、うまく立ち振る舞えばいいじゃないか」と考えるでしょう。「誰でも自分の意見ややり方を優先させたいけれど、みんな我慢している。発達障害の人も少しは努力して、我慢すればいいじゃないか」と思うかもしれません。しかし、こうした論理は、〝発達障害のない人たち〟の世界でしか通用しないということを理解してほしいと思います。

発達障害の人は、単にわがままで自分の意見を押し通したり、悪意をもって目上の人に失礼な物言いをしたりしているのではありません。純粋に、自分の意見ややり方が正しいと信じているから、そう主張するのです。自分の意見を押し通すと不都合が生じる場面や状況も理解できていません。

また、相手によって態度や言葉を変えたほうが、物事がスムーズに進むという理解がなく、そうする正当な理由があるとは思えないために、お世辞やお愛想は言わずに、思ったことをそのまま口にし、結果的に相手が失礼と感じるような言動をとってしまうのです。

発達障害の〝ある人〟と〝ない人〟の間には、それだけ大きな隔たりがあり、お互いに理解し合うことはなかなか難しいということです。そうしたなかで、発達障害の人は、「自分は悪気もなく、何も間違ったことをしていないのに、周りの人が自分を責め、非難し、冷たい態度をとってくる」ととらえ、理解に苦しみます。

そして、居心地の悪さを感じながらも、状況を改善する方法や手立てもわからず、「職場が合わないいだけなのかな」と思い、離職や転職という道を選択しますが、結局、新たな職場でも同じような状況が繰り返されることになります。そうした経験を重ねるうちに、どの仕事も続かないことがわかり、仕事や職場を拒むようになるのです。

人によっては、職場で冷たい仕打ちをされているうちに、体の不調が生じることもあります。第1章の冒頭に紹介した、アスペルガー症候群のAさんが派遣先の職場が合わず、腕がしびれて、仕事ができなくなってしまったのは、そういう状況だったと考えられます。

発達障害があるとうつ病になりやすい？

いま、発達障害に関わる専門家の多くが、「発達障害があると、うつ病になりやすい」という主張をしています。「発達障害があると社会不適応が生じやすく、そのストレスから、うつ病などの二次障害を併発するから、発達障害者は定型発達の人よりもうつ病にかかりやすい」という考え方です。しかし、私はこの考え方に、疑問符をつけるべきではないかと考えています。うつ病は、果たして発達障害の二次障害といえるのか。ASDの人たちを見ていると、そんなことはないだろうと思えてなりません。

「二次障害」とは、もともとある障害（一次的な障害）の症状や、その症状によって生じるさまざまな状況・結果が原因となって二次的に引き起こされる障害のことです。

うつ病はいくつかのタイプに分けられますが、昔からよく知られている典型的なうつ病は、「内因性うつ病」というタイプです。

この「内因性うつ病」は、几帳面で自分に厳しい人が適度に息抜きをすることができず、無理をし続けてしまった結果、心身を壊してしまうといったプロセスをたどることが多く、気分の落ち込みや自信喪失がみられ、不眠や食欲不振が顕著になり、希死念慮を示すようになることもあります。真面目で堅物な性格で、ルールを守り、義務を果たすことに徹し、保守的で、組織への帰属意識も高い。そして、責任感が強く、周りからの期待に応えようと努力し、失敗すると過剰な罪責感によって自分を追い込んでしまう。そういったタイプの人で、かつては〝仕事人間〟の中高年男性に多くみられました。

しかし、この「内因性うつ病」に、果たしてＡＳＤの人がなりやすいといえるのか、と考えたとき、大きな違和感を覚えずにはいられません。ＡＳＤの特性をみると、確かに生真面目で、ルールに厳格な面がありますが、他人からどう見られるかにはひどく無頓着であり、組織への帰属意識もなく、そこでなんらかの役割を果たそうという社会性も持ち合わせていません。

「内因性うつ病」が、組織で役割を果たせなかったり、周りの人たちの期待に応えられない自分に無力感を感じたりして発症してしまう病気であるとすると、ＡＳＤの人は、むしろ、その対極にいるような人たちなので、そのような「うつ病」にはなるはずがない、と思えるのです。少なくとも、「内因性うつ病」に限れば、ＡＳＤの人はなりにくいと考えるのが自然ではないでしょうか。

ＡＳＤと「非定型うつ病」は似ている

一方で、最近は、「内因性うつ病」の患者は全体的に減っており、まったく違うタイプのうつ病が増えてきているという現象もみられています。最近目立っているうつ病は、従来の典型的なうつ病（内因性うつ病）とは異なることから、「非定型うつ病」と呼ばれています。

実際、「非定型うつ病」の特徴的な症状をみると、従来型のうつ病とはかなり違った様相を呈しています。気分は、〝落ち込む〟というよりも、上がったり下がったりと変動が大きく、自分を責めるのではなく、むしろ他罰的で、被害者意識が強く現れます。好きなこと、楽しいと感じることには喜んで取り組みますが、自分の関心が向かないこと（仕事や勉強）には意欲や活力が湧きません。「内因性うつ病」の人に典型的な不眠や食欲不振はなく、逆に過眠や過食の傾向が現れます。また、強い疲労感から、突然、体が鉛のように重くなり、まったく動けなくなって学校や職場に行けなくなってしまうといった特徴もみられます。患者の年代も、中高年に比べ、若い人に多くみられるというところが、「内因性うつ病」とは異なっています。

第1章で紹介したAさんは、職場の環境に適応できず、強いストレスを受け続けた結果、体が動かなくなってしまいました。その状況は、まさにこの「非定型うつ病」ではないかと考えられます。ASDの人が、居心地の悪い環境のもとで、ストレスにさらされ、二次的に「非定型うつ病」のような状態になる可能性は、否定はできません。

しかし、本当に、二次的にうつ状態に陥っているのかどうかはわかりません。「非定型うつ病」の症状をみて感じるのは、ＡＳＤの症状との近似性です。好きなことには生き生きと取り組むのに、仕事となると途端に体調が悪くなる。自己中心的で、他者への配慮が乏しく、周りの人に対していらだったり、他罰的になったりする。ＡＳＤの特性と重複する部分が多いのです。

それを踏まえると、「非定型うつ病」を発症したのではなく、「非定型うつ病」と思われているものの一部は、ＡＳＤそのものなのではないかとさえ思えてきます。今後、ＡＳＤと「非定型うつ病」の研究が進めば、両者の関係性が明らかになるかもしれません。

また、うつ病に関して、もう一点強調しておきたいことがあります。「内因性うつ病」には、抗うつ薬がよく効きますが、「非定型うつ病」には薬が効きにくく、ストレスの原因を取り除くことでしか、高い治療効果が得られないことがわかっています。そうであるにもかかわらず、「うつ病には抗うつ薬が効く」と称して、効果をきちんと評価しないまま、どんなうつ病にも薬を処方することで治療をした気になっている医師もいないわけではありません。個人的には、そうした風潮にも警鐘を鳴らすべきではないかと思っています。

発達障害の併存障害

発達障害となんらかの関連があり、一緒に発症する障害のことを「併存障害」（併存症）といいます。発達障害には併存しやすい障害がいくつかあることが明らかになっています。

ＡＳＤやＡＤＨＤの代表的な併存障害のひとつに、睡眠障害があげられます。ＡＤＨＤの場合、特に女性に過眠症を併存している人が多くみられます。患者さんのなかには、日中ずっとぼんやりしたままで、「まるで白昼夢を見ているようだ」と言う人もいます。過眠症が現れる原因は不明なのですが、このようなケースでは、ＡＤＨＤの治療薬として使われる「徐放性メチルフェニデート」がよく効きます。

このほか、ＡＳＤの人が、発達障害の一種である「発達性協調運動症」（ＤＣＤ：Developmental Coordination Disorder）を併存しているケースも少なくありません。発達性協調運動症とは、俗に〝運動オンチ〟と呼ばれる運動神経の鈍い状態や、手先の不器用さのことをいいます。「協調運動」とは、意図した動作を行うために、体のさまざまな部位の筋肉を適切に動かせるよう、脳が指令を送って筋肉運動の調整・連係することを指します。

発達性協調運動症があると、動作や運動がスムーズにできません。衣服の着脱に時間がかかる、ボール投げやなわとびができない、自転車を乗りこなせないといった粗大運動のつまずきと、文字を決められたマス目や行のなかに収めて書けない、ハサミや箸が使いこなせない、衣服のボタンをうまくとめられない、といった微細運動のつまずきがあります。発達障害との併存率が高いため、両者にはなんらかの関連があるのではないかとみられていますが、詳細は解明されていません。

発達障害同士も併存しやすい

ＡＳＤ、ＡＤＨＤ、ＳＬＤが、お互いに併存しやすいことも指摘されています。発達障害の患者さんに接していると、むしろ〝純粋な〟ＡＳＤの人やＡＤＨＤの症状しか示さないという人はめずらしく、発達障害同士がオーバーラップしているケースが多くみられます。

しかし、併存するといっても、ＡＳＤの特徴とＡＤＨＤの特徴が同程度現れている患者さんはほとんど見たことがなく、どちらかの特徴が強く現れていながら、もう一方の特性も垣間見えるという場合が大半です。発達障害の診療に携わるほとんどの医師が、ASDとADHDの併存例が少なくないことを実感しているのではないでしょうか。

ただし、こうした事例を本当に〝併存〟と言ってしまってよいのかどうかは疑問です。どちらの障害も医学的にまだ解明されていない部分が多く、原因や発症のしくみの詳細はわかっていません。もしかしたら、ASDとADHDは、発症に関わっている遺伝子が共通しているのかもしれないのです。

ASDとADHDが同一家系内で別々に生じる例はしばしばみられます。そうしたケースに遭遇したとき、私は最初、診断の間違いだろうと考えたのですが、双方の患者さんをそれぞれ慎重に診断した結果、間違いなく一方がASDで、もう一方がADHDであることを確認しました。

ASDとADHDは、表に現れる症状や特性を比較すると違って見えますが、それは、症状としての現れ方が違うだけであって、実は同じひとつの障害なのかもしれません。いまのところ、「ASDとADHDの併存率が高い」と言っていますが、よくよく調べてみたら「併存」ではなく、同一の疾患であるかもしれないと私は考えています。遺伝子や機能的脳画像で見ると、両者にはかなりの共通点があるからです。

しかし、やはり表に現れる症状でみるとかなり違っており、特に、「社会性」という点でいうと、ＡＳＤとＡＤＨＤは決定的に違っているということは、あらためて強調しておきたいと思います。

また、ＳＬＤは前述したように、明確なケースはかなり稀なのですが、ＡＳＤの人で微妙に読み書きができないというケースはかなり多くみられます。海外では、難読症（ディスレクシア）という診断名はかなり大きなジャンルです。おそらく、アルファベットは互いに形が似通っており、区別しにくいことが関係していると思われます。日本語など（漢字を使う国は同じ）の場合は、表意文字なので少し事情が違うのではないかと思います。

ＡＳＤは「認知の偏り」と考えることができるとすれば、極端に言えばＡＳＤはＳＬＤの一部ととらえてもよいのかもしれません。

第4章

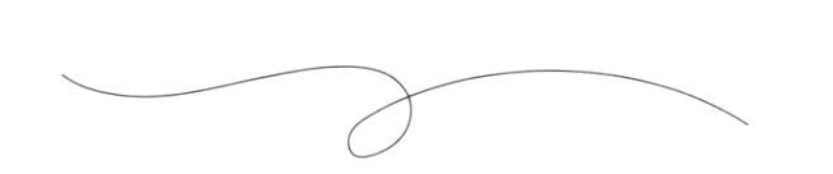

発達障害を“治す”ということ

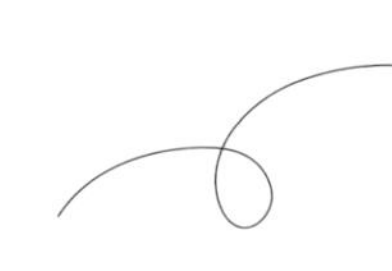

発達障害は〝治療〟できない？

脳機能の障害は治せない

発達障害は、生まれたときから存在する、脳の機能の障害が原因で発症するものであり、その脳機能の障害そのものを、薬や手術などによって治療することはできません。

ＡＤＨＤについては、症状の一部を軽減させられる薬がありますが、対症療法に過ぎません。ＡＳＤに対しては、ニューロフィードバック（脳の状態を数値化して活動の変容を促すトレーニング）、ＴＭＳ（磁気刺激）、オキシトシン治療などの研究が進められていますが、治療法としてはまだ確立されていません。その意味では、根治療法はないといえます。

では、発達障害をもっていることによって生じる本人のつまずきや生きづらさ、周囲の人たちの〝困り感〟をまったく改善できないのかといえば、そうではありません。医師として、患者さんや家族、周囲の人が困っているのを、治療法がないからといって何もせずに見過ごすことはできないと考えています。診断だけ下して、放っておくというのでは、医師としてあまりにも無責任でしょう。発達障害に対しては、腫瘍を切除してがんを治したり、薬を飲んで肺炎を治したりするような〝治療〟を行うことはできませんが、違ったアプローチの〝治療〟が考えられるのです。

ですから、発達障害の本人の方も、家族や友人の方も、希望を捨てないでほしいと思います。治療法がないからあきらめるのではなく、発達障害に適した方法で、生活上の困難や苦悩を少しでも改善させられるよう、取り組んでいただく一助となれば幸いです。発達障害のために職場に居づらくなり、転職を繰り返したり、就職をあきらめてしまったりしている人もいるでしょう。そうした人や、その人を支えてきた方々にも、現状を改善する手立てはあるということを知っていただきたいと思います。

本人を変えるのではなく周りが合わせる

すべての発達障害の対応に共通していえる大原則として、発達障害のある当事者を変えようとしないことが、真っ先にあげられます。

発達障害の人の特性は、一般の人からすると、それほど深刻な〝症状〟ではないように見えます。たとえば、他人とコミュニケーションをとるのが苦手という〝症状〟も、それ自体は発達障害がない人にもよくみられる特徴であり、ほんの少し努力したり、考え方を変えてみたり、スキルを身につけたりすることで克服できると考えがちです。しかし、発達障害の人が他人とコミュニケーションをとることの困難さは、発達障害のない人の〝コミュニケーション下手〟とはレベルが違うということを踏まえなければなりません。

たとえば、ASDの人の場合、なぜ他人とコミュニケーションをとる必要があるのかということが本質的には理解できていません。本人はコミュニケーションをとる必要性を感じておらず、他人との触れ合いも求めていない、といってもよいように思います。その人に、コミュニケーションをどうやってとったらいいかというノウハウを、こちらから一方的に教えても、その通りに実行するはずがないのです。

言い換えると、そこが「障害」たる所以です。本人が、コミュニケーションをうまくとれない自分に問題があり、そのために社会生活につまずいているという自覚があり、その課題をなんとか克服しなければならないと考えているとすれば、それは極めてノーマルな思考であり、「障害」ではないといえるでしょう。

それなら、「コミュニケーションをとる必要性を感じない思考を変えさせればいい」と思うかもしれませんが、それは簡単なことではありません。ASDの人は自分なりの思考パターンや価値観をもっていて、それに基づいて「コミュニケーションはいらない」と判断しているわけです。「苦手だからやらない」という主張ではありません。その人をどうやって説得すればいいでしょうか。しかも、ASDの人は総じて非常に論理的で、合理性を認めなければ、他人の考えは受け入れません。「一般の人はこうしているから、あなたもやったほうがいい」という理屈はまったく通用しません。

そして、もしASDの人が大事にしている思いやマイルールを無理矢理ねじ曲げて、一般の常識やルールに従わせようとすれば、パニックになったり、ますます頑なになったりします。誰でも自分が信じているものを否定されたり、自分のやり方をいちいち変えるよう強制されたりしたら、強いストレスを感じるでしょう。そして、いちいち自分のやり方を否定してくる相手が嫌いになるでしょう。それは、ＡＳＤの人でも同じです。

ＡＳＤの人を否定し、強いストレスを与えて不適応を悪化させたり、他人を拒絶させたりしないためには、ひとまず周りが折れるべきなのです。このことは、当事者が子どもであっても大人であっても同じです。周囲の人が発達障害の特性をよく理解し、その特性を認めて、あえて変えさせようとしないことが、発達障害のサポート、すなわち〝治療〟の第一歩となります。

社会不適応を減らすことを目ざす

「本人が何も変わらないのなら、〝治す〟ことにはならない」と考える人もいるでしょう。そんな人は、〝治す〟の概念を変えてみてください。

発達障害の人のつまずきは、社会不適応にあります。社会不適応の原因が発達障害の特性にあるということです。しかし、特性がどうこうということはさておき、ひとまず社会不適応がなくなれば、発達障害の人が社会参加しやすくなるのだから、それで十分ではないか、という考え方もあります。原因となっている特性は変えられないのですから、特性はそのままで、社会不適応を減らすための方策がないかを考える、というアプローチです。

実際、本人の特性を変えなくても、周りが合わせることで、不適応を減らすことはできます。たとえば、コミュニケーションをとることが苦手なＡＳＤの人に、営業や接客の仕事は向きませんから、人との関わりが少ない業務を担当してもらうように配慮してみてはどうでしょうか。また、ＡＳＤの人は、変化や見通しの立てられない状況を好みませんから、同じ作業の繰り返しや、一定のルールに従った単純作業が向いています。ＩＴや数字にも強いので、そうした仕事を黙々と続けられるような職場環境を提供するとよいでしょう。

周りの人が発達障害の特性を考慮し、本人が安心して過ごしながら、得意なことを生かして活動に専念できるような環境を整えることで、不適応を起こさずに済ませることができるのです。

特性を生かして事業を発展させる例も

「障害のある人に特別な配慮や環境設定をすることは会社側の負担になる」と敬遠する雇用者もいるかもしれません。しかし、発達障害に限らず、障害のある人を社会で広く受け入れ、その人たちに活躍の場を与えることは、現代社会においては、もはや一般的な考え方となりつつあります。

また、発達障害の人のなかには、人並み外れたすぐれた能力や資質を有している人も少なくありません。ＡＳＤの場合は、高い記憶力や計算力をもっている人や、一般の人なら音を上げてしまいそうな反復作業をミスなく延々と続けられる人がいます。また、ＡＤＨＤの人の場合も、発想力・想像力にすぐれ、行動力があり、人を引きつける話術に長けているケースが多いといわれています。そうした能力を存分に発揮できるように、適材適所で配置すれば、生産性も向上するでしょう。

そのように考えると、発達障害の人を企業の一員として迎え入れることは、企業活動にとってマイナス面よりプラス面のほうが大きくなる可能性もあるといえます。海外の企業のなかには、発達障害の人のみを採用し、その特性を生かした事業に注力して、他社に勝る業績を上げているところもあります。一般の人たちにはない、すぐれた能力や才能を眠らせておくのはもったいないという見方もできるのです。

そして、発達障害の人にとっても、そうした活躍の場が与えられ、自分が成果を上げ、周囲に認められ、企業に貢献できるということがわかれば、それが自信につながります。社会で不適応を起こさず、自信をもって活躍できるようになることこそが、発達障害を〝治す〟ことになるといえます。

社会参加を促すための〝リハビリ〟

さて、ここまで、発達障害の治療においては、本人の特性を矯正させるのではなく、環境や周囲の人の配慮や接し方を工夫することが重要だという話をしてきました。このことは治療の大原則といえます。では、発達障害の当事者は、自分自身はそのまま何もせず、周りの人たちの気づかいや支援に全面的に頼っているだけでよいのかというと、そういうわけではありません。

発達障害の人は自分を客観的にとらえられない傾向があり、自己理解に偏りがあり、自分の課題を的確に把握していないケースが大半です。しかし、少なくとも、自ら病院に足を運んできた患者さんは、日常生活になんらかの困難や課題を実感しており、「自分のことをもっとよく理解したい」「失敗やつまずきを減らしたい」と考えています。「なんとかしたい」と考えている人は、「自分はどうすればいいのか」「自分にできることは何なのか」を知り、課題を解決したいという意欲をもっているものです。

そうした人たちには、自身の発達障害の特性を客観的にとらえることができるようなサポートと、特性への理解を踏まえたうえで、日常生活のさまざまなシチュエーションでどのように振る舞い、どのようなソーシャルスキルを使えばよいかといったノウハウの習得の支援を行うことが有効だといえます。それは、発達障害の人の社会参加を促す〝リハビリテーション〟と言い換えることもできるでしょう。

発達障害そのものは現代の医学では根治させることができませんが、発達障害を抱えたまま、自立し、社会活動に参加したり、仕事をしたりして、本人が豊かな人生を歩めるようにすることは可能です。ただし、そうするには、社会参加に必要な考え方を理解したり、ソーシャルスキルを習得したりする必要があります。そのためのケアやトレーニングを行うことが、〝リハビリテーション〟なのです。そして、この〝リハビリテーション〟こそが、発達障害の〝治療〟の要だといえるのです。

発達障害の〝リハビリ〟として、私が患者さんにおすすめしているのが、昭和大学附属烏山病院などで取り組んでいる発達障害専門のデイケア・ショートケアのプログラムです。内容の詳細は後述しますが、ＡＳＤ、ＡＤＨＤなどの個々の特性を踏まえ、それぞれの発達障害に応じた専門のプログラム内容を用意しています。障害の理解やソーシャルスキルの訓練・習得などに、同じ障害をもつ仲間と一緒に取り組むのが特徴となっています。

同じ障害を抱え、同じ悩みをもつ仲間とともに過ごせるという点において、デイケアやショートケアは彼らにとって、安心できる〝居場所〟になっています。発達障害の人が社会で自立していくためには、自分を理解し、共感してくれる仲間の存在も極めて重要であるということも強調しておきたいと思います。

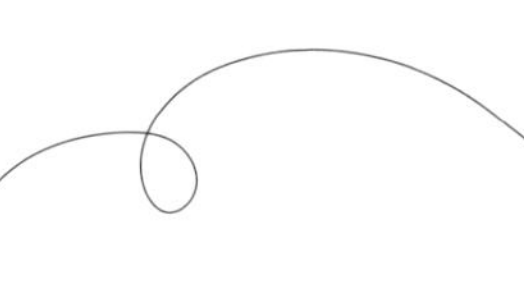

デイケアではどんなことが行われるのか

烏山病院で始まったデイケアプログラム

発達障害の人の〝治療〟の一環として、社会に適応できるようにソーシャルスキルトレーニング（主にコミュニケーションスキル）などを行うことで、生活自立や就職をサポートする発達障害者向けの専門プログラムが、近年は多くの医療機関や関連施設で導入されるようになってきています。

昭和大学附属烏山病院では、全国に先駆けて２００８年から発達障害のデイケアを展開してきました。当時は、発達障害の人向けの専門的なプログラムを用いて社会適応力を向上させようという発想自体が新しく、確立されたプログラムもどこにもありませんでした。

烏山病院のスタッフで精神保健福祉士の五十嵐美紀さんらが中心となり、手探り状態で開発してきたプログラムを各地の発達障害専門機関で実施・検証してもらいながら、全国的な整備を目的としてガイドラインの作成にも取り組んできました。2018年度からは、一定の条件のもとで、短時間の小規模デイケアを実践した際に診療報酬を算定できるようになり、積極的に取り組む関連施設も増えてきています。

発達障害専門プログラムの目的

デイケアの利用者は、自宅で生活している未就労の人、大学生、就労経験はあるものの、なんらかの事情で離職せざるを得なくなった人などが中心です。そして、そうした状況にありながらも、本人に「社会参加したい」、「就職したい」といった意思があることが前提となります。

発達障害専門プログラムの最終的な目的は、自分が抱えている発達障害の特性を客観的にとらえ、自分に必要なスキルや考え方を理解したうえで、ソーシャルスキルを身につけ、集団や組織のなかで活動や仕事をしたり、人とコミュニケーションをとって人間関係を築いたりできるようになることです。

ただし、単にスキル獲得のためのトレーニングに勤しむというのではなく、発達障害の人が、自分と同じ特性をもち、同じような生活上のつまずきを覚え、お互いにわかり合うことができる〝仲間〟とともに過ごすことも重視しています。

プログラムは10人程度の集団で行うようにしています。集団をまとめ、個々のメンバーがそれぞれに参加できるように、デイケアのスタッフも2人（リーダーとコリーダー）参加します。10人程度であれば、どのメンバーにも発言の機会が回ってくると期待されます。

ＡＳＤの人は、他人と共感したり、協調したりすることがなかなかできないのですが、話し相手にもＡＳＤの特性があると共感できる部分が多く、気を許しておしゃべりをすることができます。

人と共感したり、人のために考えたり、協力し合って何かを成し遂げたりといった経験をしてこなかった彼らにとって、そうした体験ができることには大きな意味があります。

デイケアの場は、彼らにとって、安心して過ごせる〝居場所〟であり、人と共感したり、協力したりすることの〝学び直しの場〟にもなっているのです。

発達障害専門プログラムの流れ（晴和病院の例）

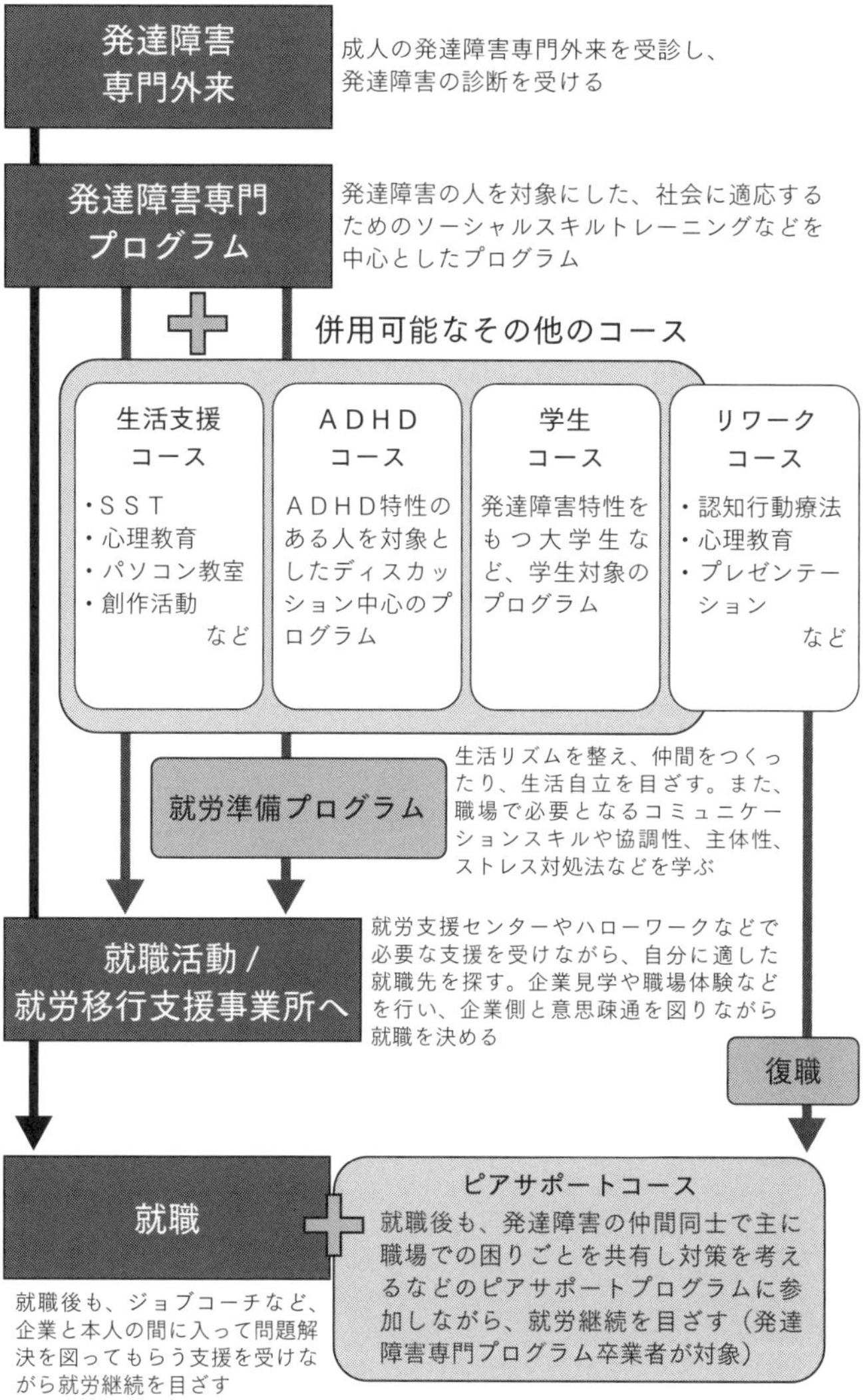

発達障害専門外来
成人の発達障害専門外来を受診し、発達障害の診断を受ける

発達障害専門プログラム
発達障害の人を対象にした、社会に適応するためのソーシャルスキルトレーニングなどを中心としたプログラム

＋ 併用可能なその他のコース

生活支援コース	ADHDコース	学生コース	リワークコース
・SST ・心理教育 ・パソコン教室 ・創作活動 など	ADHD特性のある人を対象としたディスカッション中心のプログラム	発達障害特性をもつ大学生など、学生対象のプログラム	・認知行動療法 ・心理教育 ・プレゼンテーション など

就労準備プログラム
生活リズムを整え、仲間をつくったり、生活自立を目ざす。また、職場で必要となるコミュニケーションスキルや協調性、主体性、ストレス対処法などを学ぶ

就職活動／就労移行支援事業所へ
就労支援センターやハローワークなどで必要な支援を受けながら、自分に適した就職先を探す。企業見学や職場体験などを行い、企業側と意思疎通を図りながら就職を決める

復職

就職
就職後も、ジョブコーチなど、企業と本人の間に入って問題解決を図ってもらう支援を受けながら就労継続を目ざす

＋ **ピアサポートコース**
就職後も、発達障害の仲間同士で主に職場での困りごとを共有し対策を考えるなどのピアサポートプログラムに参加しながら、就労継続を目ざす（発達障害専門プログラム卒業者が対象）

ＡＳＤ・ＡＤＨＤプログラムの内容

デイケアは昼食をはさむ6時間のプログラムになりますが、半分の3時間で取り組むショートケアもあります。6時間の拘束が負担になる人もいますから、短時間のショートケアプログラムも人気があります。デイケアもショートケアも、ＡＳＤの人向け、ＡＤＨＤの人向け、就労を目ざしている人向けなど、個人の特性や要望に応じたプログラムが用意されています。

同じ発達障害でも、ＡＳＤとＡＤＨＤでは特性がまったく異なるため、他の参加者となじめない可能性があります。たとえば、ＡＳＤの人が、活発に発言しがちなＡＤＨＤの集団に入ってしまうと、臆して何もできなくなってしまう場合があります。ですから、両者を分けて別々のプログラムを設定したほうがよいと考えています。

ＡＳＤのプログラムは全20回の構成になっており、コミュニケーションスキル、ディスカッション、心理教育の3領域を柱にした内容になっています。一方、ＡＤＨＤのプログラムは全12回の構成で、ＡＤＨＤ特有の認知行動パターンの自己理解をはじめ、ＡＤＨＤ

ASD専門プログラム

回数	プログラム内容	回数	プログラム内容
1	自己紹介・オリエンテーション	11	上手に頼む／断る
2	コミュニケーションについて	12	社会資源
3	あいさつ／会話を始める	13	相手への気遣い
4	障害理解／発達障害とは	14	アサーション
5	会話を続ける	15	ストレスについて
6	会話を終える	16	ピアサポート②
7	ピアサポート①	17	自分のことを伝える①
8	表情訓練／相手の気持ちを読む	18	自分のことを伝える②
9	感情のコントロール①（不安）	19	感謝する／ほめる
10	感情のコントロール②（怒り）	20	卒業式／振り返り

ADHD専門プログラム

回数	プログラム内容	回数	プログラム内容
1	医師によるADHD講座	7	睡眠講座
2	物品管理（整理整頓）／ディスカッション	8	自分の特徴を伝える／ディスカッション
3	金銭管理／ディスカッション	9	アサーション／ディスカッション
4	時間管理／ディスカッション	10	アンガーマネジメント／ディスカッション
5	ピアサポート①	11	ピアサポート②
6	先延ばしにしないための工夫／ディスカッション	12	ADHDを前向きに

就労準備プログラム

回数	プログラム内容	回数	プログラム内容
1	オリエンテーション「働くとは？」	8	★企業が求める人材像／就労者の体験談
2	働こうと思ったときに使える社会資源	9	配慮事項の伝え方／リフレーミング
3	★ハローワークの使い方／求人票の見方	10	★履歴書／職務経歴書の書き方
4	オープン／クローズ就労について考える	11	★見学ツアー／就労移行支援事業所
5	★見学ツアー／特例子会社	12	JST「報告・連絡・相談」「質問」
6	★自己理解を深める	13	★面接練習会
7	ピアサポート「就活の悩み、自分だけ？」	14	個別相談／振り返り

★印のプログラムは外部の支援機関・関係者が講師を務める

の人が苦手な時間や金銭の管理方法、忘れっぽさをカバーするアイデアなどを、仲間と意見を出し合い、それらを参考にしながら身につけていけるような内容になっています。

また、就労準備プログラムは、ASDのプログラムなどを修了し、社会への適応力をある程度身につけた人で、本人に就労意欲がある場合に受講をすすめます。このプログラムでは、職場で必要なコミュニケーションスキルや、会社組織の制度やルールなどを学んでもらいます。

就労経験のない人には、〝会社で働く〟ということがイメージしにくいため、職場への具体的なイメージをもってもらい、実際に就職したときに戸惑わないよう、職場で生じやすい課題などを想定して、心の準備ができるように促します。

プログラムの効果と「ピアサポート」

発達障害の人に、デイケアやショートケアでこれらのプログラムに取り組んでもらうことで、自己理解が深まり、他人との意思疎通が図れるようになったり、人によっては就職までつながったりするなど、一定の成果をみることができています。

また、プログラムに参加した発達障害の人の多くが口にするのが、自分と同じ特性をもつ〝仲間〟の存在の大きさです。ほとんどの参加者が、「ここで初めて話が通じる人に出会えた」「自分がひとりではないことに気づいた」と話します。

同じＡＳＤの人と出会い、会話するという経験を、多くのＡＳＤの人はこれまでの人生でしてきていません。周囲に理解者はいたとしても、正真正銘のＡＳＤの当事者と対面し、対話するのは、デイケアの場が生まれて初めてという人が大半です。そこで、同じ生きづらさをもっているＡＳＤの人の存在を知り、お互いに共感したり、体験を共有したりするといった貴重な経験ができることになるのです。

医療機関や専門施設などで、発達障害に詳しい医師やカウンセラーがＡＳＤの人からいろいろな話を聞き、理解し、寄り添うことはできますが、本当の意味で完全にわかり合うことは、残念ながらできません。専門家といえども、歩み寄ることには限界があります。しかし、当事者同士なら非常によくわかり合えます。

自分と同じ感覚をもった仲間がいる場所で、ＡＳＤの人は安心して自分の本音を話すことができます。実際、最も身近な家族よりも、もっとわかり合える仲間なのです。そういう〝居場所〟があるということが、ＡＳＤの人にとって大きな意味があるのです。

このように、同じ障害や疾患をもつ人同士が対等な関係でコミュニケーションをとり、情報交換をしたり、相談し合ったりすることで、お互いを支え合う援助法が「ピアサポート」なのです。

ＡＳＤの人には、この「ピアサポート」が非常に効果的です。仲間となら共感でき、コミュニケーションがとれ、関係性を築くことが可能になります。その経験を生かして、社会への適応力の向上に結びつけることができるのです。

プログラム参加へのモチベーション

デイケア、ショートケアプログラムは、ASDの人が仲間をつくり、社会への適応力を高めることにつながるため、多くのASDの人に関心をもって参加してほしいと思います。しかし、すべてのASDの人に適性があるわけではありませんし、実際に参加を希望する人が非常に多いわけでもありません。

烏山病院の症例でみると、ASDの診断を受けた人のうち、ASDのプログラムへの参加に至る人は3割程度です。ASDのなかでも、重度の自閉症の人の場合、社会参加自体がかなり難しいため、プログラムの対象になりにくいといえます。また、すでに一般企業で就労している人の場合、デイケアに通う時間がとれなかったり、遠方在住で物理的に通えなかったりする人もいます。

実際の診断後の流れでみると、私がASDと診断した患者さんには、まず、ショートケアプログラムに参加するよう勧めます。デイケアやショートケアには、最初の1回だけは見学をすることが、診療報酬で認められています。この段階では、ASDかどうか確実ではない人にも見学をしてもらいます。

集団でコミュニケーション訓練をすることに難色を示す人も当然多いのですが、まずは「見学してみてください」とお話しするようにしています。ＡＳＤの人のなかで、コミュニケーションを得意とする人は皆無と言っても過言ではありませんから、とにかく体験することが大切であることを伝えます。

そうすると、患者さんのなかには、半信半疑なまま、ひとまず見学にやって来る人もいます。そこで、期待通り、あるいは期待以上のメリットがあると実感できれば、それ以降も参加し続けてくれます。自分と同じ生きづらさを抱えている仲間と会い、共感を覚え、コミュニケーションをとり、情報交換をすることで、居心地の良さを感じたり、楽しいと思えたり、役立つ情報が得られたりすることが、プログラムへの参加を続けるモチベーションになっていると考えられます。

また、多少なりとも社会参加（仕事を含む社会活動への参加）をした経験がある人で、職場や活動の場でなんらかのつまずきを覚えたことがあり、その課題をなんとかしたいと考えて、プログラムに参加する人もいます。こうした人たちは、自分の特性や他人とのズレにある程度気づいていて、他のＡＳＤの人と比べると、課題解決にも意欲的です。

ＡＳＤの診断を受けた人（または確定診断はされていなくてもその可能性のある人）に、プログラムを見学してもらったあと、次の診察の際に、見学した感想を尋ねます。ＡＳＤがある人の場合、「参考になりました」といった前向きな答えや、「まあまあ良かった」というような、曖昧ながらも否定的ではない返答が返ってくることが多い印象があります。

本人が家にひきこもっているケースでは、少しでも外に出て、活動することが望ましいことは明らかです。すでに就労している人の場合は、月に１～２回、グループ活動に参加してもらい、自分と同じような特性をもっている人同士で、困りごとを共有することが就労継続にも有効ですから、そうした人が参加しやすいように、発達障害専門のデイケアは土曜日にも開催するようにしています。

プログラムを通して発達障害の有無がわかる

ＡＳＤの人がプログラムへの参加を決めた場合は、ほとんどの人が続けて出席します。以前に行った調査では、約３００人の参加総数のうち、脱落してしまった人の比率は20％以下でした。ショートケアプログラムの場合、合計20回の構成で長丁場となるうえ、健康保険の適用があるとはいえ、有料での参加となります。一般のイベントでは、予約しても30％ほどの人は当日になって欠席してしまうといわれていますから、それと比較しても高い出席率を示しているといえるでしょう。それだけ、プログラムに参加した人たちにとって、デイケア、ショートケアの場が居心地の良い場所になっているということだと思います。

こうして、ＡＳＤの人が自分の居場所を見つけて、仲間と過ごす意義を見いだし、ささやかながらも社会参加を自分の意思で続けているということが、「ピアサポート効果」の真髄であると、私たちはとらえています。

一方、ＡＳＤかどうかが不確実な患者さんや、私がＡＳＤではないと診断した患者さんのなかに、「自分はＡＳＤに違いない」と主張する人がいます。そうした人に、プログラムの見学をしてもらうと、強烈な違和感を覚えるらしく、こちらが「プログラムに登録して参加しますか」と誘っても、大概は躊躇します。自分とあまりにも雰囲気を異にするＡＳＤの人たちの集団に入っていくことに、抵抗を示すのです。

ＡＳＤの人たちの集団に交われないということは、すなわちＡＳＤではないことの証しといってよいでしょう。実際のところ、ＡＳＤではない人の場合は、プログラムを勧めても、最初から参加をしないか、参加直後、早々に欠席するようになります。こうしたプログラムへの参加意欲をみることが、「発達障害に似て非なる人たち」を見分ける有力な手段にもなっているのです。

ただし、ひきこもりの期間が非常に長かったＡＳＤの人たちの場合は、20回のプログラムに通い続けることができたとしても、それが終了すると、再びひきこもりに逆戻りしてしまう人も一定数いることは否めません。こうしたケースについては、とにかく気長に外来診療に通い続けてもらいながら、デイケアに参加する手がかりを探る努力をしていくことになります。

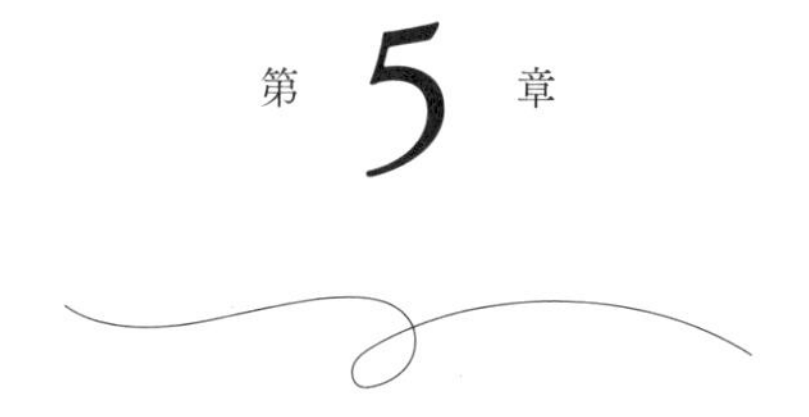

第5章

家族や職場の人ができること

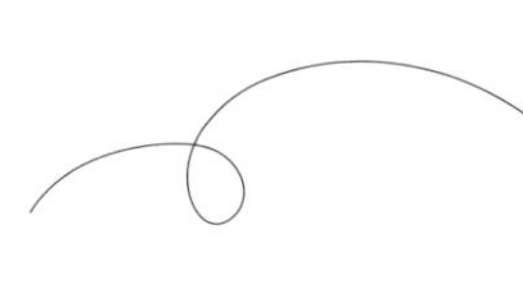

身近な人たちも苦しんでいる

発達障害とわかるまでの苦悩

成人してから発達障害とわかるケースでは、当事者のみならず、あるいは当事者以上に、家族をはじめ、学校や職場で当事者と関わる人たちも戸惑い、苦しみ、悩んできたといえます。

ＡＳＤの場合は、幼少期から特徴的なサインが見られるのですが、それが深刻なサインであることに、家族などの身近な大人が気づくことができず、やり過ごしてしまうケースも少なくありません。

たとえば、ＡＳＤの子どもは発語が遅いと、一般的に言われることが多いのですが、定型発達の子どもであっても発語のタイミングにはばらつきがあるものです。また、ASDの人の場合、言語自体の習得はむしろ早いことが多いです。教えてもいないのにひらがな・カタカナを覚えてしまった、姉が勉強していたアルファベットを書いていた、などというエピソードはめずらしくありません。ASDの場合の言葉の習得は「会話で学習しない」ことが最大の特徴です。子ども同士で「ごっこ遊び」のような場を共有することがありませんから、会話のキャッチボールのスキルが発達しないのです。

あるいは、幼稚園や小学校で友だちとのコミュニケーションが少なく、集団活動に参加しないような状況をうかがい知ったとしても、「性格の問題だろう」「親の子どもの頃と似ているから不思議ではない」と、あまり深刻に受け止められずに過ごしてしまうケースもあるかもしれません。

発達障害は家族性があるため、親やきょうだい、祖父母などにも、同じような特性をもつ身内が存在している可能性が高く、その場合は問題視されにくい傾向があります。家族のなかに発達障害の傾向のある人がいると、「うちのなかではこれが普通」となってしまい、誰も違和感をもたなくなるのです。

特に、知的レベルの高いアスペルガー症候群の場合は、学校のテストでは高得点を取り、成績も優秀なことが多く、生活面で生じるつまずきがマスクされやすくなってしまいます。「勉強ができるから」という理由で、親も学校の先生も、他の問題を軽視しがちになるのです。

そして、成人してから、職場などで人とコミュニケーションがとれない、仕事がうまくこなせないといった問題が突然発覚し、離職や転職を繰り返すことになってから、「なぜ、こんなことになってしまったのか」と、親も戸惑い、頭を抱えることになります。

そのときに、「発達障害ではないか」ということに本人や親が気づき、専門外来への受診に結びつけばまだよいのですが、そうした情報や知識がなく、まったく気づかないままになってしまうケースもあります。

しかし、そもそも「早期治療」は存在しません。母親が周りに合わせなければ！　と無理に「しつけ」を強制することは、多くの場合、母親との断絶をまねきます。むしろ、「変わっていても成績が良い子」を単純にかわいがる祖父母に懐きます。小さい頃、変わっていても家族に受け入れられていたASDの人は、大人になっても性格の歪みが少ないといえるような気がします。

就労の場で生じる認識の食い違い

ＡＳＤのなかでも知性の高いアスペルガー症候群の人は、家族にも、学校の先生にも障害を気づかれずに大人になるケースが多いのですが、その特性によるつまずきは、就労の場で顕著になる場合が大半です。そして、その人のことを発達障害と知らずに雇用した企業では、優秀だと思っていた新入社員が職場で予期せぬ問題をたびたび生じさせることで、上司や同僚が戸惑い、苦慮するという展開になります。

たとえば、周りの人が忙しそうに仕事をしているのに、一人だけ定時でサッサと帰ってしまう。指示された仕事が終わったとき、「終わりました」と報告もせず、「次に何をやればいいですか」と質問してくることもありません。定型発達の人から見てとれるこうした行動は、ＡＳＤの特性が原因で生じる不適応行動の代表的なものです。周りの人たちに合わせないのは職場によくある〝暗黙の了解〟を彼らが共有していないからです。周囲の状況から一般には自然と導き出される次のステップに、彼らが自ら移ることは期待できません。多くの人は、「上司から指示された仕事を終わらせたら、そのことを報告し、次の仕事はどれかを聞きに来るのは当然のこと」と考えるでしょう。

ＡＳＤの人の特徴は、報告・連絡・相談（ホウレンソウ）が苦手なことです。自分が行った仕事は、相手もわかっているものと考えてしまい、それを上司と共有するために必要な「ホウレンソウ」を行いません。これが積み重なると、周囲との認識のズレが大きくなってしまいます。面倒なようでも、その日その日の仕事の進み具合を「日報」のような形で提出するように指示することで、こうした問題を解決することができます。

また、彼らは電話応対も苦手です。特に、相手が見知らぬ人である場合は、なおさら困難になります。私たちは、電話で話している相手の口調や声のトーンから、相手が何を求めているかを推測していています。差し障りのない言葉をはさみながら、自分と何を共有しているかを推測して、失礼のないように、必要な情報を引き出そうとします。定型発達の人の場合、こういった一連の作業は特に努力を要することなくできてしまうのですが、ＡＳＤの人にとっては最も苦手な作業のひとつになります。その結果、周囲の人から「気が利かない人」「仕事ができない人」「常識がない人」といったレッテルを貼られてしまうのです。

一方、ＡＳＤの当事者からすれば、「終わったことを報告してほしいなら、最初からそう言ってくれればいいのに」と考えます。ASDの人は指示されたことは忠実にやりますが、言われなかったことまで、踏み込んでやることはありません。指示した上司が、自分に対してどんな働き方を望んでいるかは想像もつかないからです。

気を利かせてやる、先回りしてやる、ということもしません。そのうえで、「言われていないことをやらないのは当然なのに、それをやらなかったというだけで自分の評価が下がるなんて不条理だ」と考えるでしょう。

このように、ASDの人と一般の人の常識や認識には大きな齟齬があります。少なくとも、不適応行動をとっている当事者がASDという発達障害をもっているということを周りの人が把握し、その特性を正しく理解しなければ、双方の隔たりを埋めることは難しいのです。

ここで強調しておきたいのは、ASDの人に、「努力して一般の人たちの考え方にあなたが合わせなさい」と求めることには、無理があるということです。彼らは、その理解が困難な障害を負っているからです。しかし、障害のない一般の人たちに、「ASDの人の考え方を理解して、あなたのほうが合わせてあげてください」と求めることは不可能ではない、ということはできないものでしょうか。

職場で、ちょっと変わった人、ちょっと困ったなと思われる人が現れたときに、その人に多数派のやり方に合わせるように強要するのではなく、多数派の人たちが彼らの思いに歩み寄るほうがうまくいくということを理解しておいてほしいと思います。

近年増えている「カサンドラ症候群」とは

近年、発達障害のパートナーとコミュニケーションが円滑にとれないことに悩み、ストレスのあまり不安や抑うつなど、心身に不調をきたした状態に陥る人が増えています。このような状態は「カサンドラ症候群」と呼ばれ、メディアにもよく取り上げられていますが、「カサンドラ症候群」という名称は正式な病名ではなく、通称です。

カサンドラとは、ギリシャ神話に出てくるトロイの王女の名前です。カサンドラは予知能力をもっていましたが、アポロン神に呪いをかけられ、自分の予言を誰にも信じてもらえなくなり、悲劇の予言者となりました。発達障害のパートナー（主に男性）をもつ人（主に女性）も、カサンドラと似たような経験をします。

たとえば、育児や子どもの教育のことで夫に相談してもまったく親身になってくれない、家族が病気で具合が悪くても心配ひとつせず、パソコンゲームに没頭している（具合が悪くてもどうしていいかわからないから）、といった例があげられます。

ＡＳＤの人は他者と共感することが苦手なため、家族の気持ちや状況に配慮することができません。しかし、その特性を知らずに、家族思いの振る舞いをしてくれるものと期待していた妻は、家庭の事情をまったくといっていいほど気にかけないＡＳＤの夫を、「思いやりのない人」「自分勝手な人」ととらえ、そんな夫に苦しめられていることに被害者意識を覚え、ストレスを抱えるようになります。

ところが、そうした実態を知人に打ち明けると、「そんな話、嘘でしょ？」と信用してもらえないのです。ＡＳＤの人は、高学歴で知性が高く、物静かで、関わりの薄い人から見ると、とても問題を起こしそうには見えません。こういう夫婦関係でよく問題になる「不倫」は、ＡＳＤの人に関してはほぼ無縁でしょう。また、〝家庭を顧みない夫〟などめずらしくありませんから、家庭内でコミュニケーションがうまくとれないという程度の問題は、たいしたことではないと笑い飛ばされてしまうのです。

そして、「あんなにいいご主人に、何の不満があるの？　あなたの夫への要求が高すぎるんじゃない？」とか、「あなたの言い方や態度に問題があるんじゃないの？」と、逆に、妻側に問題があるのではないかと指摘されてしまうのです。知人のそうした反応を受け、「誰にも理解されない」と苦しんだり、「自分が悪いのかもしれない」と思い悩んだりしたあげく、不眠や抑うつ状態に陥ってしまうことがあるのです。

ただし、世の中には〝話が通じない夫〟や〝共感が得られない夫〟はＡＳＤでなくてもたくさん存在しており、単にそうした夫の愚痴を知人にこぼしているにすぎない、「自称カサンドラ症候群」の妻も大勢います。また、夫の至らなさを非難するばかりで、自分の至らなさについては棚上げしているとおぼしき人もいないわけではありません。

本来の「カサンドラ症候群」は、あくまで、パートナーが発達障害であることが判明しており、その特性のために妻（夫）が生活上の支障を感じ、ストレスを抱え、心身に不調をきたしていることが明らかなケースに限られます。

〝カサンドラ〟の夫は中高年が多い

「カサンドラ症候群」の妻は、ＡＳＤの夫と気持ちが通じ合わないことで悩みます。一般的に、夫婦の間には多くの〝暗黙の了解〟が存在します。毎日一緒にいるのですから、長い年月をかけながら、たとえば、「あれを持ってきて」と言うだけで、「あれ」が何かが相手もわかり、すぐに手に入れることができるようになります。そういったコミュニケーションの積み重ねから、夫婦の「絆」が生まれるといえるでしょう。

しかし、ASDの夫とは、この「絆」を感じ取ることができません。そのことへの失望やいらだちが「カサンドラ症候群」の最大の要因だと思います。そういう意味で、「カサンドラ症候群」は、夫婦生活の期間が短い若い人ではなく、中高年層の夫婦の間で多く起こっていると考えられます。

こういった長年にわたる気持ちのズレに悩んだ末に、妻が実母に夫の愚痴を話しても、「あんなにいい旦那さんはいないわよ。不倫はしないし、家事もいろいろ手伝ってくれるし、愚痴なんて言ったら罰が当たるわよ」とたしなめられるのがオチです。そこに、誰にもわかってもらえない、カサンドラの悲劇があるのです。

では、ASDの夫が、妻との「絆」を結べないことに対する責めを負うべきなのかというと、それは少し違うのではないかと思います。

ASDの人は悪意をもって他人と共感しなかったり、配慮をしなかったり、自分のことしか考えなかったりしているのではありません。それは、ASDという障害の特性からくる症状ですから、そうなってしまうのは、ある意味しかたのないことなのです。

最近は、夫が定年退職して家にいる時間が長くなり、することがないので、何をするにも妻の後についてくる「濡れ落ち葉症候群」「主人在宅ストレス症候群」というワードを目にします。しかし、パートナーのＡＳＤの特性のために妻が生活上の支障をきたす「カサンドラ症候群」のケースはこれとは違います。また、ＡＳＤの特性によって引き起こされる「性格の不一致」から離婚、というケースは若年層にはたくさんありますが、これも「カサンドラ症候群」とはいいません。長年連れ添った夫婦関係において、ＡＳＤの特性によって支障をきたしている状態を「カサンドラ症候群」といい、これは中高年層に多い症候群だといえます。

第1章の冒頭で紹介した、私が診ている高齢男性の患者さんの場合、曲がりなりにも仕事を続け、女性問題を起こすわけでもありません。しかし、子育てや家のことはずっと妻に任せきりでした。金銭の管理はそもそもＡＳＤの人は苦手ですから「家計」の管理はすべて妻任せ、家庭内の問題や子どもの教育については、そもそも「男の沽券(こけん)に関わる」「やりたくない」のではなく「わからない」ので、妻からの相談にはまともに応じることはできませんでした。ＡＳＤのために、妻に対するねぎらいの言葉掛けなどはできず、また、子どもが小さいうちはなんとか育児にも携われたのですが、大きくなって人格が形成されていくとお手上げになるなど、〝夫らしいこと〟や〝世間のお父さんらしいこと〟がほとんどできなかったのです。

また別のケースでは、同じくこうした夫の振る舞いによって妻の不満が少しずつ積み重なり、愛想を尽かした妻は最終的に家庭内別居というスタイルを選択しました。ASDの彼は、自分の行動のどこがいけなかったのか、何が妻を悩ませ、怒らせてしまったのか、自ら理解することができません。しかし、妻も子どもも、いまとなっては彼とコミュニケーションをとろうとさえしないのです。

彼は、最近になってようやく発達障害専門外来を受診し、ASDの診断がつき、自分の特性を客観的に受け止められるようになりました。そして、これまで自分には妻や子どもへの思いやりが足りなかったことを自覚し始め、「妻と子どもにはいままで苦労をかけて申し訳なかった」と考えるようになりました。彼がそこに至るまでには、定期的に診察を受け、ASD専門プログラムのデイケアにも参加して、ピアサポートを受けながら、少しずつ自己課題にも気づくようになり、家族に歩み寄ろうと努力するようになった過程があるということを強調しておきたいと思います。

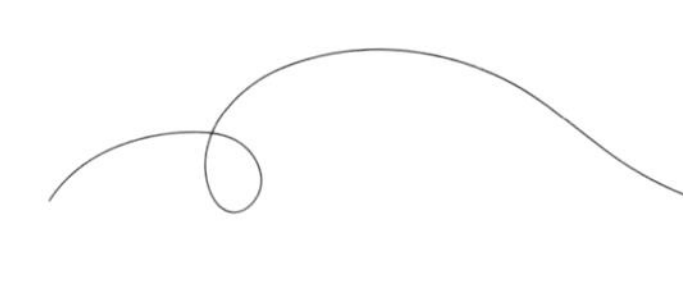

特性の理解と得意を生かす対応を

家族ができること

発達障害に対してネガティブなイメージをもっている人もいるかもしれませんが、発達障害のある人は苦手な分野がある一方で、他人よりもすぐれた能力や得意分野があることも特徴のひとつです。「発達障害があるから社会で生きていけない」というようなことはありません。家族には、本人の長所やすぐれた部分に着目し、苦手なところには目をつぶるくらいの気持ちで接してほしいと思います。

本人にASDやADHDの診断がついたら、まず、その障害について正しい知識を得て、特性を理解したうえで、周囲がそれを受容するよう努めましょう。たとえば、本人が取り組まなければならない課題を前にして、なかなか行動を起こさない様子を見たとき、家族は「やる気がない」「努力不足だ」と叱責してしまいがちですが、行動が起こせないことも障害の特性であり、本人が怠けているわけではないということを理解しましょう。

就職や就労の問題は、家族が介入して支援をするには限界がありますから、就職支援を行っている専門機関や就労先の企業に任せざるを得ません。一定の距離をおいて見守るようにします。発達障害専門の医療機関にかかっているのであれば、ソーシャルワーカー（精神保健福祉士）に相談するのもよいかもしれません。ただし、本人の得意分野やすぐれた面については、家族のほうがよく理解しているケースもありますから、どのような分野が自分に向いているかわからずに本人が悩んでいるときは、助言をするといったサポートのしかたもあります。

大学での卒業論文やプレゼン、就職に際しての面接や小論文などのタスクは、ＡＳＤの人にとっては最も苦手なものです。専門的な知識は豊富であっても、それを相手に伝わるように表現したりすることが苦手なのです。また、締め切りなども忘れていないのに、なぜか守れません。親のほうで、時には代筆してしまうくらいに介入することが必要な場合もあります。

職場の人ができること

家族と同じく、職場の人にも発達障害の特性を理解してもらい、その特性を受容してもらうことが第一です。「できないことを克服させる」という視点に立たないようにしましょう。そして、そのことは、上司やメンターだけでなく、本人と関わりをもつ職場のスタッフ全員に認識してもらい、周りが発達障害のある人に歩み寄るという意識をもってもらうことが望まれます。彼らは「こころの目が見えない」人と思ってもらうほうが、わかりやすいかもしれません。目の見えない人に対して「目の前のものが何色か」ということを覚えさせることは、誰もしないからです。

発達障害といっても、ASDの傾向が強いのか、ADHDの傾向が強いのかで、表に出る特性はまったく異なります。まず、個人の特性を見極め、正しく把握することが求められます。どのような特性があるのかは、就職時に支援に関わった就労支援機関の担当者や医療機関の担当医、家族などから情報を得ておくとよいでしょう。

たとえば、ASDの場合は、ルールやマニュアルを忠実に守る、聴覚情報よりも視覚情報のほうがキャッチしやすい、数字に強い、他人との協働作業や電話応対といった対人接触の多い部署は向かない、といった共通の特徴があります。配属先や担当の仕事を決める際には、これらの特徴を踏まえると、ミスマッチが起こりにくくなります。

壮年に達するまで会社で働いていたＡＳＤの人によくみられるのが、データ分析やコンピュータ技術の分野などで優秀な結果を出していたことで、リーダー的ポストを与えられ、その結果、チームをまとめられずにつぶれてしまうといったケースです。ＡＳＤの人は、通常、昇進には無関心です。技術職のスペシャリストとして処遇してあげることが、彼らの能力を生かす最良の方向だと思います。

また、ＡＳＤの人のなかには、一般の人が想像しにくい感覚過敏があるために、仕事場の環境に一定の配慮をしなければならない人もいます。人の話し声などでざわざわした騒音がする場所や、人が頻繁に出入りするドア付近、明るすぎる照明、食堂などからのにおいが届く場所などが苦手な人もいます。本人の意向を確認したうえで、そうしたことが気にならない場所を用意しましょう。聴覚過敏が強い人には、仕事中であっても、耳栓やイヤーマフ、ノイズキャンセリング・ヘッドホンの装着を認めるといった配慮も必要です。

ＡＳＤの人はコミュニケーションが不得意で、愛想もあまりよくないため、初対面の人に好印象をもってもらうことは難しいかもしれません。しかし、本人は至って生真面目で、ごまかしたり、ズルをしたりすることはありません。ただ真摯に目の前の仕事をこなすだけですが、指示が正しく伝わっていれば、信用に値する仕事をやってのけます。

また、他人の陰口をたたいて人間関係をこじらせることもありません。本人の資質や能力を見極めて、適材適所に配置すれば、企業にとってプラスとなる人材でしょう。

コミュニケーションのとり方に配慮を

ASDの人は、定型発達の人とは認知のしかたが異なっているため、ささいなことで驚いたり、不安になったりしてしまいます。声を掛けるときや指示を出すときには、次のような点に留意することが求められます。

- **複数の人が参加する会議などでは、当人にしてほしい仕事は個別に指示する**（全員に向けた指示は自分向けの指示とは受け取らない可能性が高いため）。
- **一日の終わりに「日報」を提出してもらう**（「ホウレンソウ」が苦手なため、指示した内容ができているかなどを、定期的にチェックする必要がある）。

- **声を掛けるときは本人の正面から掛ける**（背後から掛けない）。
- **スキンシップを伴うコミュニケーションは避ける**（触られるとパニックになることがある）。
- **指示語（「これ、そこ、あの人」など）や、曖昧な表現（「ちょっと、少し、早く、きちんと、ていねいに」など）を避け、分量や時間は数字を使って具体的に伝える。**
- **否定的な表現（「～しないで、～してはいけない、そうじゃない」など）は避ける**（やってはダメなことは理解できても、代わりに何をしたらよいのかがわかりづらい）。
- **一度にひとつのことを指示する。複数の指示はひとつひとつ分けて出す**（複数のことを同時進行できない。自分で優先順位をつけることができない）。
- **口頭の指示よりも、文字に書いたメモやメールなどのほうが伝わりやすい**（聴覚情報よりも視覚情報のほうがキャッチしやすい、メモがあればあとから確認することもできる）。
- **雑談は苦手なので、やたらと話しかけない。話し掛けて、返事が返ってこなくても気にしない**（深い意味のない世間話や天候の話題に合わせることが苦手。何かに没頭していると、声を掛けられても気づかないことがある）。

ＡＳＤの人は無表情で、表情から感情を読み取ることができません。私も、初診で患者さんがにこやかな表情をしているので、愛想の良い人だと思いましたが、いつでも同じ「にこやかな顔」であることに気づき、狂言で使う「おかめ」の面だと納得した経験がありまず。彼らは、一般の人のような愛想笑いもしませんが、悪意はまったくないですし、偉そうに振る舞っているのでもありません。

そうしたＡＳＤの特性がわかってくると、「この人はこういう人なんだ」と納得できるようになり、「みんなと違う」と気に掛かっていたささいなことは、気にならなくなってきます。そうなると、当初は「困った人」という見方しかできなかった周囲の人も、ＡＳＤの人にとっての〝常識〟が少しずつ理解できるようになり、親近感をもって接することができるようになるのではないでしょうか。

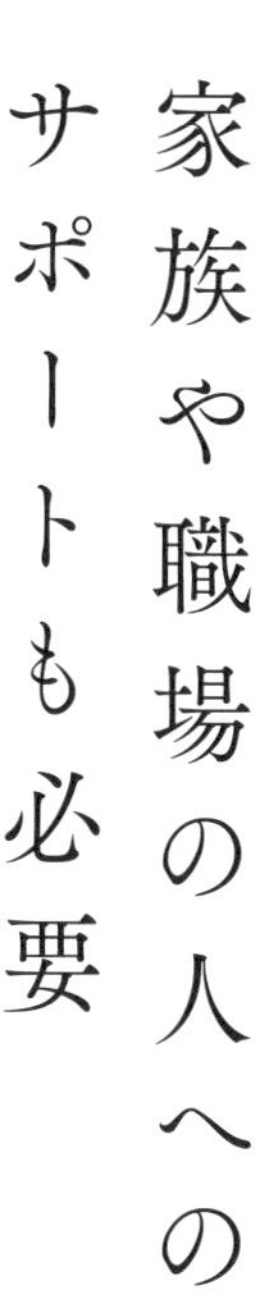

家族や職場の人へのサポートも必要

発達障害の子をもち、苦労した家族

発達障害のある人の家族は、本人と過ごす時間が最も長く、日常では実質、本人を支える中心的な存在となります。ですから、家族が心身ともに健全な状態で本人を支援できるような環境を整えることが、極めて重要だといえます。

最近は、発達障害が一般にもかなり知られるようになってきましたが、20年以上前は医師の間でもまだ認知度が低く、世間ではほとんど認知されていない障害でした。その頃、発達障害の子どもを育てていた親は相当苦労したことでしょう。当時は障害ということもわからず、「親の愛情が足りない」「親が甘やかしすぎだ」といった心ない言葉を、他人ばかりか親族からも浴びせられるという事例も少なからずありました。母親が手探り状態で、発達障害のある子どもの世話に専念し、孤軍奮闘したという話もめずらしくありませんでした。「うちの子はほかの子どもとどこか違う」「学校生活になぜかなじめない」と悩みながら、誰にも相談できず、当事者親子は社会から孤立していたのです。

その当時と比較すれば、いまでは、障害への理解も進み、医療機関や支援機関も増え、障害特性への適切な対応方法もわかってきています。そうした知識や情報が、困っている当事者の家族に届けられるようなしくみをつくることが急がれます。

家族会に参加して〃仲間〃を見つける

発達障害の当事者を支えるうえで、最も重要な役割を担うのがいちばん身近にいる家族であり、その家族を支えることは非常に重要です。しかし、当事者の支援体制もまだ不十分ななか、家族への支援に対する取り組みは、まだほとんど手つかずの状態というのが現状です。

そうしたなかで注目されているのが、当事者の家族同士がお互いを支え合うピアサポートです。発達障害者自身にとっても、同じ特性をもち、同じつまずきをもつ発達障害者同士によるピアサポートが有効ですが、家族の場合も同様に、同じ状況にあり、共感し、理解し合える人同士が悩みを打ち明け合い、情報を交換することが、有効なサポートになると考えられています。

烏山病院では、通院している発達障害の患者さんの家族が情報交換をしながらお互いに支え合う場となる家族会（「烏山東風の会」）の発足・運営を支援してきました。家族会では、〝先輩家族〟が世話人となり、〝後輩家族〟の悩みの相談にのる「家族相談会」や、母親同士の集いの場、年に3回ほどは、病院がテーマを設定する「家族のつどい」を開催しています。晴和病院でも同様の家族会を準備しています。また、２０２３年からは東京都発達障害者支援センター成人部門（おとなＴＯＳＣＡ）が神経研究所内に開設されたので、家族や職場の人たちからの相談を受け付ける予定です。その他、外部講師を招いてさまざまなテーマについて学ぶ「講演会」などの活動を行っています。

家族も長らく理解者に恵まれず、孤立したまま悩み続けてきた人が大半です。そうした人たちは、自分と同じ状況にあり、同じような悩みや苦しみをもっている〝仲間〟に会えることで、孤独感から解放されることができるのです。実際、多くの当事者家族にとって、家族会が安心して本音を語れる〝居場所〟になっています。

家族が障害特性を正しく理解し、治療内容や治療目標を肯定的に受け止め、当事者と同じ方向を向いて、治療の歩みを後押しすることが重要なのです。

「8050問題」への支援対策

発達障害者の家族にとって最大の懸念は、当事者の親が高齢になり、十分な収入が得られなくなったり、介護が必要になったり、亡くなってしまったりしたときの問題です。本人が身の回りのことをすべて自分ででき、仕事をもって経済的にも自立していればよいのですが、生活力や経済力に不安のある発達障害者も少なからず存在しており、社会参加ができないまま、長年ひきこもったままというケースもあります。

2010年頃から、1980年代にひきこもりだった若者が歳をとり、80代になった親が、ひきこもったままの50代の子どもの生活を支えるという問題が社会で深刻に受け止められるようになりました。これを「8050問題」といいます。発達障害がある人についても、社会参加が困難なまま高齢化していく事例があり、「8050問題」と同じような様相を呈し始めています。

発達障害のなかでも、他人とうまくコミュニケーションがとれないＡＳＤの人の場合、社会参加につまずきやすく、「８０５０問題」に発展しやすい傾向があります。生活自立ができていないＡＳＤの子ども（といっても成人ですが）をもつ親は、自分が歳を重ねていくなかで、「自分に何かあったらどうしよう」という不安を募らせているのです。

この問題は、大人の発達障害における最も深刻なテーマといえます。親が倒れたり、介護が必要になったりしたとき、収入もなく、自分の身の回りのことも満足にできない中高年の発達障害者はどうやって生きていくことができるでしょうか。家族会でも、東京都発達障害者支援センターでもいちばん重要なテーマが「親亡き後」問題です。

高齢の親が突然病気になったり、亡くなったりしてしまうことは、避けようがありません。しかし、ＡＳＤの特性上、起こるかもしれないアクシデントを予測し、心づもりをしておくことが苦手です。実際に事が起こらないと、その状況について考えることができないのです。

身近な家族にもしものことが起きたとき、自分の生活くらいは自分で支えられるようにするために、また、家族が安心して老後を迎えられるようにするためにも、発達障害者の自立を促進するためのケアプログラムをつくり、当事者と家族が一緒にプログラムに参加し、学びながら、自立支援を円滑に進められるような取り組みが早急に求められます。

また、「親亡き後」に備えるために、弁護士が入る形での法律相談や、成年後見制度の利用などの相談も、今後は晴和病院で対応することができるようにしたいと考えています。

そのために「宿泊型自立訓練施設」を併設する予定です。

職場定着のための社会資源を活用

発達障害者を雇用し、職場に受け入れる企業には、当事者が職場に適応し、継続して働けるような環境整備が求められます。そのためのさまざまなノウハウの提供や、人的サポートなどの社会資源も増えつつあります。

たとえば、発達障害の人を障害者枠で雇用した企業へ、地域障害者職業センターからジョブコーチが派遣され、3～6か月程度、本人の課題や適応状況に合わせ、作業場面に介入したり、相談にのったりしながら、就労を支援するしくみがあります。

ジョブコーチは本人への直接指導だけでなく、企業の事業主や職場の担当者などに障害特性への配慮を求めたり、事業主や担当者の困りごとにアドバイスをしたり、サポートする担当者に対し、具体的なノウハウを伝達したりします。つまり、企業と当事者との間を仲介し、双方の認識のズレを修正し、発達障害の人が働きやすい職場づくりを実現する役割を果たしてくれる存在なのです。

地域障害者職業センターでは、本人に対するジョブコーチ支援に加え、必要に応じて一般社員向けの研修や職務設計の助言など、体系的な企業支援も行います。最近は発達障害者を雇用する企業が増えており、ジョブコーチを活用する事例も少しずつ増加しています。

第6章

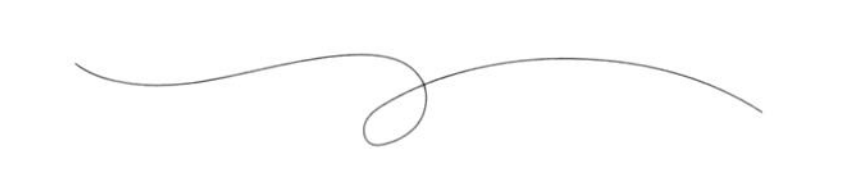

発達障害の“本質”はどこにあるのか

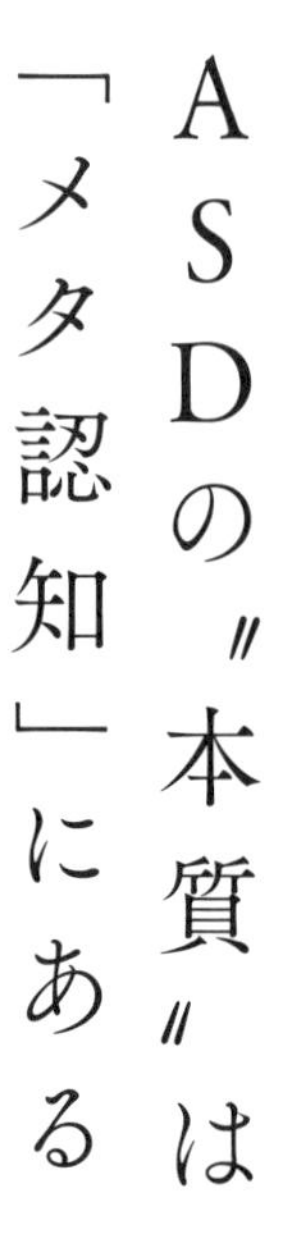

ＡＳＤの〃本質〃は「メタ認知」にある

「アイトラッカー」でＡＳＤを鑑別する

近年、「アイトラッカー」（視線自動計測装置）を用いて視線の動きをチェックし、ＡＳＤの特徴がみられないかどうかを調べ、ＡＳＤの診断につなげる研究が進んでいます。被検者が検査室に入ると、モニター画面に3人の人が会話している動画が10秒間映し出されるのですが、その間、被検者の視線がどこに向けられるかを調べるのです。

定型発達の大人にこの検査を実施すると、通常、話している人の目に視線が向きます。話し手の目を見ながら話を聞くという形が一般的なスタイルです。定型発達の子どもの場合は、目ではなく、口を見ることがわかりました。話すときは、目よりも口のほうが激しく動くので、子どもは動かない目よりも、動いている口のほうに注意が向くのです。いずれにせよ、定型発達の人は、大人でも子どもでも、話している人の顔に注目します。

では、ＡＳＤの人はどうでしょうか。ＡＳＤの患者さんに、このアイトラッカーの検査を実施してみると、話す人の顔に注目しないことが明らかになりました。定型発達の人は、会話している人に視線を向けるのですが、ＡＳＤの人は、会話している3人に均等に視線を向け、手や背景のモノにも視線が移っていることがわかりました。つまり、ＡＳＤの人は、視線が会話に同調しないのです。

これとは別に、ＡＳＤの人のまばたきのタイミングに関する研究も報告されています。一般的に、人は目の前の人がまばたきをすると、無意識のうちにそれに合わせて、自分もまばたきをします。実際に、定型発達の被検者に、人がしゃべっている動画を見せると、その人がまばたきをした直後に被検者もまばたきをします。人間は、会話する際には無意識に相手に同調するわけです。見方によればそれは人類共通の防衛反応といえるかもしれません。目をつぶっている間は無防備になるため、生物にとって非常に危険な状況ですから、周りの生物とまばたきを同期させることで、身の危険を小さくしているのでしょう。

ところが、ＡＳＤの人は、動画でしゃべっている人のまばたきのタイミングに合わせることはありません。まったく違うタイミングでまばたきをします。当然といえば当然で、人の顔や目を見ようとしないＡＳＤの人が、目の前の人のまばたきの動きを感知するはずがありません。人類の防衛反応の理屈からすると、安全性を欠いた反応ともいえます。

この２つの研究からわかるように、ＡＳＤの人は他者に関心をもたず、他者が何を考えているか、どこを見ているかにも興味がなく、他者と何かを共有しようとか、共感しようという意識も乏しいことがうかがえるのです。

「共同注視」が苦手

子どもがＡＳＤかどうかを児童精神科の医師が診断するときには、親に「共同注視」の有無について聞くことがよくあります。「共同注視」とは、他者が見ている対象物に自分の視線を向けることを指します。たとえば、母親が空を指さして、横にいる子どもに「ほら、見て」と声を掛けると、定型発達の子どもであれば、母親が指している方向の空を見上げ、飛行機を探します。つまり、母親と子どもが、同じ対象物（ここでは飛行機）を一緒に見て、情報を共有し、共感します。これは「共同注視」ができているということです。

ところが、ＡＳＤの子どもの場合は、同じ場面で空を見上げません。注目するのは空ではなく、母親の指先です。たったいま動いた母親の手のほうに関心が向き、そこに視線が移るのです。「ほら、見て」と言われた言葉に、ある意味で正しく反応しているともいえますが、母親と共感していないのです。母親が自分に見てほしいものが何であるかが、ＡＳＤの子どもには想像できないために、母親と視線を共有することができません。他者と「共同注視」ができないということは、ＡＳＤの典型的な特徴のひとつといわれています。「字義通り性」と呼ばれる特徴です。

「共同注視」のように、定型発達の人が誰から教えられるでもなく、成長過程で知らず知らずのうちに獲得できていることが、ＡＳＤの人にはできません。しかし、誤解しないでほしいのですが、ＡＳＤの人も、きちんと言葉を補って、見るべき方向を指示してあげれば、同じ対象物に視線を向けることができます。

「メタ認知」の弱さがある

ＡＳＤは社会性の障害といわれています。しかし、「社会性の障害」という問題は、歴史的には統合失調症の症状として初めて記載されました。自閉症を発見したレオ・カナーは、当初は自閉症を「生まれながらの統合失調症」として報告しました。しかし今日では、自閉症と統合失調症はまったく異なる疾患として分類されるに至りました。

自閉症の本質はどこにあるのか、という大問題に対して、これまでにいくつかの仮説が提唱されてきましたが、決定的な結論には至っていません。自閉症の延長として考えられるに至ったＡＳＤが加わった今日、それらを統一する理論はまだわかっていないと言わざるを得ません。

ＡＳＤの社会性の乏しさは、その特性ともいえる、「共同注視」ができない、他者が関心を示す対象に同調しない、他者の存在が見えていないといったところに〝本質〟があると私は考えています。そして、他者への意識がない（低い）ということが、結果的に自分を客観視することができないというところに結びついているのだと思います。

それは少し難しい言葉でいうと、「メタ認知」の問題だといえます。「メタ」（meta）とは「外側（客観）の」という意味で、直訳すれば「客観的認知」ということですが、かみ砕いて言えば、自分の認知のあり方を、さらに一段高い外側の視点から俯瞰して認知することを指します。

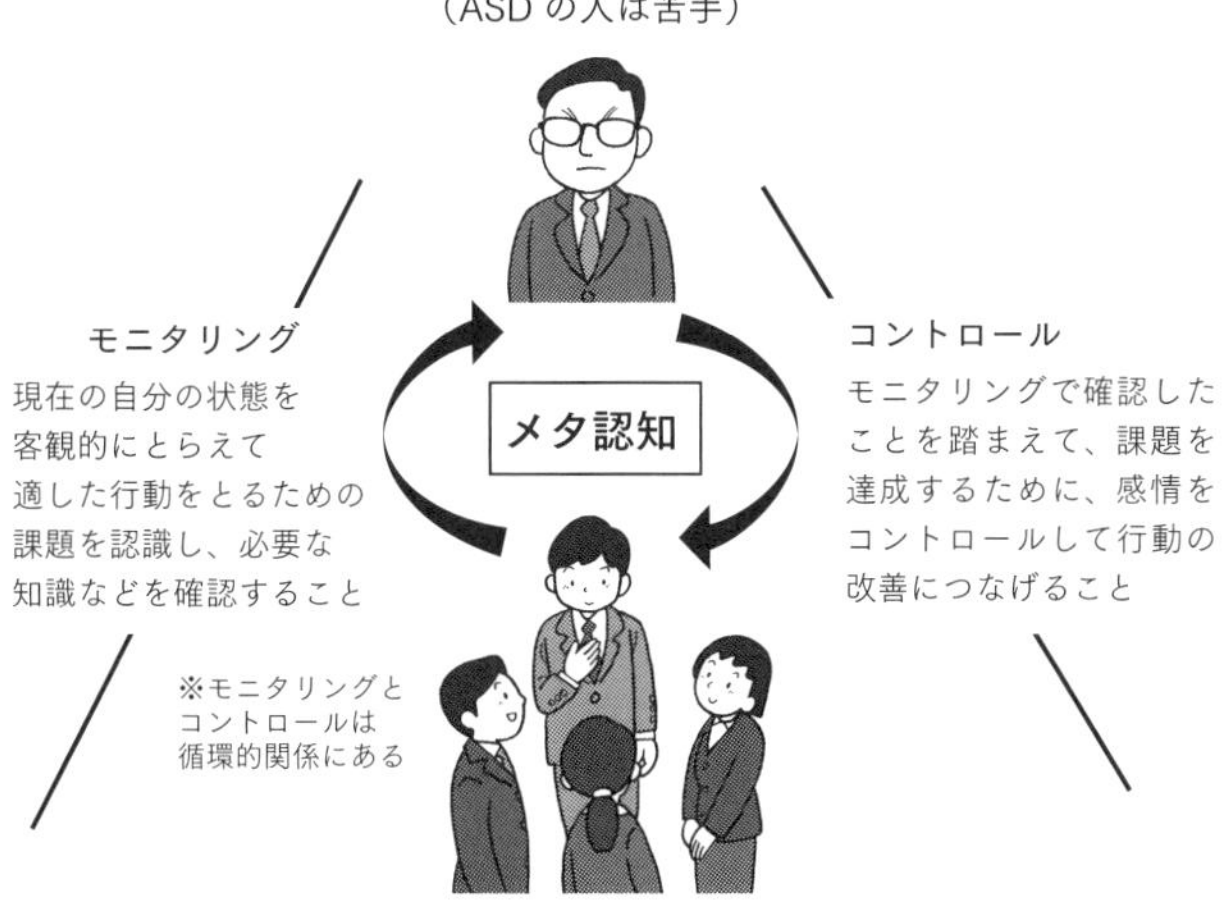

「メタ認知」は、「メタ認知的知識」と「メタ認知的技能」に分類されます。「メタ認知的知識」とは、「メタ認知」に必要な自分の情報のことで、具体的には自分の性格や長所短所、好き嫌いなどを指します。ＡＳＤの人は「メタ認知的知識」に弱さがあり、自分のことを客観的にとらえることが苦手です。自分の性格がどんなふうか、自分の得意なこと、不得意なことが何かといった自己分析がズレていることが多いのです。

また、「メタ認知的技能」とは、「メタ認知的知識」に基づき、自分の状態を客観的にモニタリングし、そのつど最適な行動がとれるように知識の不足を補い、感情をコントロールして、行動を改善させる能力のことを指します。自分を確認するモニタリングと、確認に基づく感情や行動のコントロールを循環させることで、人間は適応行動がとれるのです。

ＡＳＤの人の場合、前提となる「メタ認知的知識」に弱さがあるために、「メタ認知的技能」も低い傾向があります。誤った自己分析に基づいて、自分をモニタリングしたり、コントロールしようとしてもうまくいくはずがありません。その結果、定型発達の人のように、その場その場の状況に合わせて適切な判断や行動をすることが困難になるのです。

ＡＳＤの人は、その特性から他者への関心が低く、他者目線で自分を見ることができにくいため、他者と比較して自分を客観視することができず、誤った自己分析に陥りがちで、「メタ認知」が弱くなる傾向にある、ということです。特に、社会経験の浅い、若い人では、社会経験から学び取る情報をもとに、自分の認知のズレを修正する機会も十分に得られていないため、その傾向が顕著に現れます。裏を返すと、「メタ認知」の弱さは、社会経験を増やすことによって補える可能性があるといえるかもしれません。

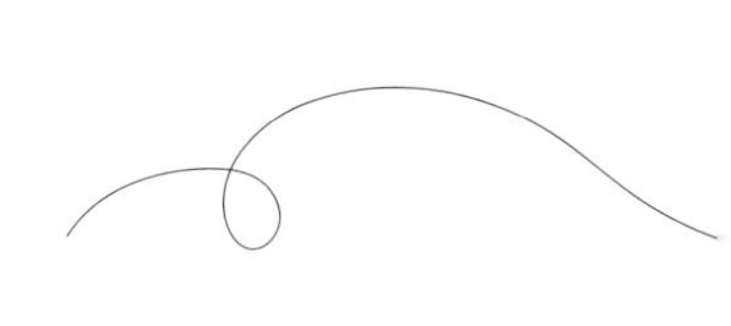

ピアサポートがうまくいく理由

認知行動療法ではうまくいかない

他者の存在を意識しにくく、「メタ認知」の弱さがあるASDの人に、精神科で一般的に行われる認知行動療法がうまくいくかというと、そこに疑問符がつくことは否めません。認知行動療法とは、患者さんの認知に働きかけて気持ちを楽にしたり、偏った思考を修正したりする精神療法（心理療法）です。たとえば、強いストレスにさらされた患者が自分のことを「無力な人間だ」と認知するようになってしまっている場合、医師やカウンセラーが、「無力な人間」という患者の思い込みが現実と照らし合わせて食い違っていることに気づかせ、その認知の歪みを少しずつ修正していくものです。

こうした治療法は、不安障害やうつ病の患者さんには有効ですが、ＡＳＤの人に対して実践してみると、まったく手応えがないのです。ＡＳＤの人には、自分で自分をどう思っているかという意識、言い換えると「自我意識」のようなものがほとんどないように見えます。定型発達の人間から見ると、「何を考えているのかわからない」「何がやりたいのかわからない」といったふうにしか見えません。

そういう人に、「あなたのこの部分は世間の常識とズレているから、考え方を変えたほうがいいですよ」などと言っても、まったく響きません。本人も、「そうか。自分のここが社会の常識から外れているから、修正しなければいけないな」というふうに、受け止めることができないのです。ですから、時間をかけて認知行動療法を重ねていくといった手法では、ＡＳＤの人は救われません。

医療や心理の専門家であっても、医師やカウンセラー自身はＡＳＤではありませんから、所詮、ＡＳＤの人の気持ちにはなれないのです。当事者の本質の部分に触れられないまま、「こう考えるとうまくいくよ」「こうやるとうまくできるよ」という考え方やノウハウを教えて、なんとか社会に適応してもらおうと思っても、一向にうまくいきません。

ＡＳＤの人は、処世術のために、自分の意に反した考え方やマニュアルを採用するメリットを感じることはないからです。「理にかなっている」と自ら納得しないと、その考え方ややり方を受け入れ、実践に移すことはないというASDの特性から、世渡りのために、不本意な手段を甘んじて受け入れるという選択をしないのです。他者がどのように見るかということを配慮して「嘘も方便」という選択を私たちはしばしば採用しますが、そういう方策には思い至らない、というわけです。定型発達の人であれば、処世術として割り切って受け入れるであろう得策を、ASDの人は容易に受け入れることはできないのです。

仲間と始める〃共感する経験〃

他者への意識や関心が低いASDの人に、自己洞察を期待して認知行動療法を試みてもうまくいかないということがわかり、「とにかくやってみよう」と取り組んだのが、ピアサポートをベースにしたディスカッションや、ソーシャルスキルトレーニングなどのASD専門プログラムでした。取り組みを始めてから15年を経ましたが、この方法が、当事者の社会適応力の向上に一定の成果を示すことが明らかになり、同じような試みを始める専門機関も増えています。このプログラムが成果を上げている大きな要因として、プログラムの実践の場に、〝同じＡＳＤの仲間がいる〟ということがあげられると考えています。

ＡＳＤの人の「メタ認知」の弱さには、他者を意識し、他者と自分を比較し、自己理解を深める能力の乏しさという背景があるように思います。定型発達の人は、幼い頃から他者に関心をもち、人と共感したり、批判し合ったりする経験を経て、自我を形成し、自己理解を深めることが自然にできます。そういうことを学校で教えてもらうことはありません。あまりにも当たり前だからです。ＡＳＤの人の場合は、他者と関わる能力がなぜかはわかりませんが、ほとんど欠如しているように思えます。そのために、自我意識も育ちにくく、「メタ認知」も成熟しないといえます。ただし、それは、ＡＳＤの人に自我形成がまったくできないということではないように思います。同じＡＳＤの人同士を集めて実践するピアサポートの場では、比較的自然に、メタ認知の乏しさを補うことができているのです。同じ特性をもっている人同士の場では、なぜか「わかりあえる」ようです。

ＡＳＤの人が関心を寄せたり、会話を楽しんだり、共感したりできる〝他者〟というのが、ほかでもない、同じ特性をもち、同じ悩みを抱えるＡＳＤの人であるということではないかと思います。そういう場では、彼ら同士はなぜか「仲良し」です。〝コミュ障〟などということはまったくありません。

定型発達の人とは話が噛み合わず、共鳴し合うことができないＡＳＤの人が、ＡＳＤの人となら共感できるということが、デイケアを実践していくうちにわかってきました。このことは、ＡＳＤの治療において、大きな収穫だったといえます。

大学を卒業し、専門的な知識や技術を身につけたＡＳＤの患者さんであっても、「デイケアに通って、就労を目ざしませんか？」と最初に働きかけても、反応は乏しいと言わざるを得ません。彼らの多くは、社会参加を必ずしも求めていないのです。

その人たちを説得し、デイケアに通ってもらっているうちに、ＡＳＤの仲間とコミュニケーションをとり、他者と関わる経験を重ねながら、しだいに自己洞察ができるようになり、それまでとは違う人生の目標や楽しみが見つかるようになっていきます。そして、最終的に、社会で活動したり、仕事をしたりすることの意味を自ら見いだし、「社会参加してみよう」「就労してみよう」という考えをもつようになる人もいます。

「仕事に就くメリットがわからない」と言っていたＡＳＤの人が、1年後、2年後にスーツ姿で会社勤めをしているという事例もみられるようになってきました。本来、仕事をする能力は十分にもっている人たちですから、嬉しいことです。その事実こそが、ピアサポートの意義の証明になっていると思います。

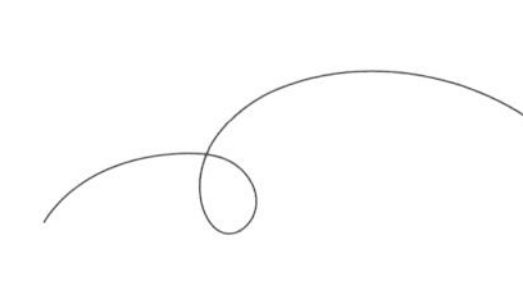

〝障害者〟から〝納税者〟に

ASDの能力を社会に生かす

ASDには、知的障害を伴い、意味のある言葉が話せない古典的自閉症の人から、知性が高く、それゆえに子どもの頃には障害があることに気づかれず、成人し、社会との関わりが増えるようになってからASDとわかる人まで、かなりの幅があります。しかし、最近注目されている、大人になってからASDと診断されるタイプの人たちについていうと、本当に〝障害者〟という括りでとらえるべきなのかどうか、考えさせられることがあります。

もちろん、知性が高く、十分な能力や資質を備えているとしても、ASDの特性をもちあわせている以上、一般社会にすんなり溶け込むことは難しいでしょう。そこには、なんらかの配慮や支援が不可欠です。「そのこと自体が〝障害〟じゃないか」という人もいるかもしれませんが、定型発達の人でも個性は千差万別で、得手不得手はあります。ところが、定型発達であれば、相当苦手なことがあったとしても〝障害者〟とは呼ばれません。

人並み外れた得意分野をもっているASDの人と、人並み外れて不得意なことがある定型発達の人の間に境界線を引くことに、本当に意味があるのでしょうか。本来、障害の有無に関係なく、得意な人にはその分野を担ってもらい、その人が不得意なところは、別の得意な人が担えばいいはずではありませんか。それが、適材適所というものです。

職場であっても、この考え方は通用すると思います。たとえば、非常に記憶力のすぐれたASDの人を迎え入れた職場では、そのASDの人の記憶力を生かせる職務を担ってもらうことが企業にとってもメリットになります。

私の診ている患者さんのなかに、大学の図書館に勤務していて、そこに所蔵されている40万冊の本の置き場所を全部覚えている人がいます。彼にとっては、40万冊という数は「たいして多くない」という受け止め方のようです。これほどの記憶力をもっている定型発達の人はそうそういないでしょうから、配架や書架整理に彼の能力を生かさない手はありません。誰よりも速く、正確に仕事を成し遂げることができます。しかし、ＡＳＤの彼は、人と対面するカウンター業務は苦手です。

実際の彼は、がんばってカウンター業務にも挑戦していますが、もし、書架整理が苦手だけれどカウンター業務は苦にならない人がいるのであれば、その人に彼のカウンター業務を引き受けてもらい、その人の書架整理を彼が担うといった調整をしてもいいと思うのです。そうした人員配置の工夫は、働き手に障害があるかないかにかかわらず、自在に行えたほうが、生産性向上の面からもよいのではないかと考えます。

また、大手の配送センターに勤務していたある患者さんは、夜勤専門でした。コミュニケーションはまったく不得意なのですが、数百台のトラックの車検の期日や、定期点検の期日などをすべて記憶していたことから、その職場ではおおいに「活躍」できたという例になっています。

障害者就労か一般就労か

ＡＳＤの患者さんのなかには、知性が高く、社会不適応があまりなく、一般就労が継続できている人もいます。また、知性は高いものの、社会不適応があるために、一般就労が難しく、障害者就労の枠で働いている人や、就労自体が困難な人もいます。ひとくちにASDと言っても、いろいろなタイプの人がおり、ひと括りにすることはできません。

しかし、総じて言えることは、ASDの人は、定型発達の人と比べて得意なことと不得意なことの格差が激しく、苦手なことはまるでダメですが、得意なことは突出して秀でているケースが少なくないということです。言い換えると、でこぼこの極端な人が多いのです。

ASDの人は、記憶力や論理的な思考力が高く、数学や物理の知識が豊富で、計算やコンピュータ操作などの能力がすぐれている傾向があります。また、音楽や美術などの芸術的才能に恵まれている人もいます。こうした分野で一般の人よりもはるかに高い能力やスキルを発揮できるにもかかわらず、本人が障害者枠で雇用されている場合は、非常に低い給与しかもらえません。一般就労とは異なり、定期的な昇給も期待できないケースが大半です。才能に恵まれた多くのASDの患者さんを診てきた立場から、そのことが不条理であるとずっと感じてきました。

高い能力を発揮し、企業に貢献している人材には、本来、相応の報酬が支払われるべきだと思います。ＡＳＤの人の場合、特別な配慮や環境設定をしなければならないというだけで〝障害者〟として扱われ、不十分な待遇で雇用されてしまっている現実が残念でなりません。

彼らは見栄を張ったり、学歴をひけらかしたりすることは一切ありません。だからこそ、ＡＳＤの人が〝都合よく〟利用されてしまってはならないと強く思います。ＡＳＤの人が、自分の能力に見合った報酬を手にし、彼らが〝障害者〟ではなく、〝納税者〟として、社会で生きることができるようになることを願ってやみません。

でこぼこのある誰もが活躍できる社会へ

そうはいうものの、ここ数年の間に、日本の社会も少しずつ変わってきたなと感じます。かつての日本の教育では、専ら、でこぼこの少ない、標準的な人間を養成することを目標に掲げ、得意なことはほどほどにして、不得意分野の克服に重点をおく教育が行われてきました。「出る杭は打つ」という「もぐらたたき教育」です。苦手を解消するために努力する精神性が素晴らしいと、評価される時代が長く続きました。しかし、近年は、教育のあり方も変化しています。苦手の克服よりも、得意なことを見つけ出し、それに磨きをかけ、伸ばしていくことに注力する教育が求められる時代になってきています。

その一例として、2020年に東京大学大学院総合文化研究科に開設された、「ギフテッド創成寄付講座」があげられます。この講座では、高い能力をもつ「ギフテッド」（知性、創造性、芸術、特定の学術分野における高い潜在能力を有する人）を選りすぐり、その人たちの特異な才能を伸ばす教育が行われています。こうした教育が企業や国にとって大きな力になるということが認められるようになりました。

アメリカなどで先んじて取り組まれていた「ギフテッド教育」に、日本もようやく着手し始めたということでしょう。特に、先端科学やＩＴの分野で、こうした「ギフテッド」の人たちに高い能力を発揮してもらい、研究や業績において大きな成果を上げてもらうことが期待されているのです。現代では、戦争などにおいても、インターネット上の仮想空間での戦いが重視されるような時代になってきています。こうしたことに対応できる人材を育てる「ギフテッド教育」の重要性は、たとえばネット空間に侵入するウイルスを撲滅する「ホワイトハッカー」を養成したいという、世界的な要求の高まりとも関係していると言われています。

「ギフテッド」と呼ばれる人たちのなかには、かなりの割合でＡＳＤの人が含まれているだろうと私はみています。そのことを裏づけるように、「ギフテッド教育」では、突出した能力をもっている人が情動のコントロールが不安定になったり、社会不適応を生じてしまったりする場合、その不適応を支援や環境調整によって補い、本人のもてる能力や資質を最大限伸ばすことに尽力できるようなしくみを導入しています。

言い換えると、ＡＳＤを含む「ギフテッド」の人たちの、社会不適応への対応に配慮や支援を行う必要があったとしても、彼らが潜在的にもっている能力を引き出し、伸ばすことによって得られるメリットのほうが、社会にとってはるかに大きいと評価されている、ということです。

その結果、現在の日本では、でこぼこの少ない標準的な人間ばかりではなく、ＡＳＤに代表されるような、でこぼこの激しい人も社会で受け入れ、支援しながら活躍してもらおうという、ダイバーシティ&インクルージョン（多様な人材を受け入れ尊重し、相互に機能している状態）の考え方が広まりつつあります。こうした人材教育のあり方は、ＡＳＤの当事者や、ＡＳＤの人を応援する家族や関係者からすると、歓迎すべき傾向だと感じています。

一方で、その教育方針、すなわち、でこぼこのある人の、でこぼこをならそうとするのではなく、得意なこと、本人が好きなことを伸ばそうとする教育は、おそらく定型発達の人にとっても望ましいものであるに違いありません。

本来、障害の有無にかかわらず、それぞれの人がもつ特性や個性を生かすことで社会に貢献でき、そのことが周囲の人から評価され、本人の自尊心が高められ、幸福を感じられることが、人が社会と関わる意義だといえるのではないでしょうか。そのことは、定型発達の人であっても、ＡＳＤの人であっても同じです。

ＡＳＤを含む発達障害の人にとって生きやすい社会は、定型発達の人にとっても生きやすい社会であると私は信じています。

ここは、日本でいちばん患者が訪れる
大人の発達障害診療科

2023年2月19日 第1刷発行

著者	加藤進昌
発行者	鈴木勝彦
発行所	株式会社プレジデント社 〒102-8641 東京都千代田区平河町 2-16-1 平河町森タワー13階 https://www.president.co.jp/　https://presidentstore.jp/
電話	03-3237-3731(編集・販売)
ブックデザイン	小口翔平+阿部早紀子+青山風音(tobufune)
装画	どいせな
編集協力	石原順子 五十嵐美紀 太田晴久 川嶋真紀子 桑野大輔 高橋里衣奈 南部谷真 本間牧 水野健 横井英樹
販売	桂木栄一 高橋徹 川井田美景 森田巌 末吉秀樹 榛村光哲
編集	石塚明夫
制作	関結香
印刷・製本	中央精版印刷株式会社

ISBN 978-4-8334-4049-3
Printed in Japan